Heilpflanzen für Nerven, Psyche und Schlaf

Angelika Riffel

Heilpflanzen für Nerven, Psyche und Schlaf

Wirkung und Anwendung nach der Traditionellen Europäischen Medizin

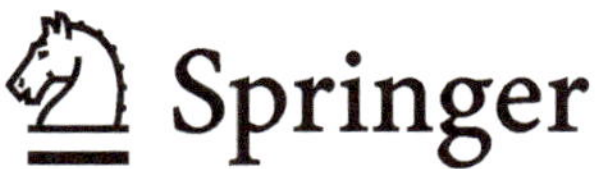

Angelika Riffel
Apotheke und Drogerie Zur Gnadenmutter
Mariazell, Österreich

ISBN 978-3-662-60343-7   ISBN 978-3-662-60344-4   (eBook)
https://doi.org/10.1007/978-3-662-60344-4

Die Deutsche Nationalbibliothek verzeichnet diese Publikation in der Deutschen Natio-
nalbibliografie; detaillierte bibliografische Daten sind im Internet über http://dnb.d-nb.de
abrufbar.

Vorwort

Die Bedeutung des Einsatzes von Heilpflanzen, um unsere Gesundheit in unserer heutigen fordernden Zeit zu erhalten oder natürliche Zubereitungen bei Beschwerden und Erkrankungen des Körpers und der Psyche begleitend einzusetzen, nimmt immer mehr zu. Hat man früher schnell einmal zu Arzneimitteln gegriffen, möchten heute viele Menschen mit pflanzlichen Mitteln ihre Gesundheit erhalten, die Selbstheilungs- und Regenerationskräfte stärken und Wohlbefinden und Vitalität bis ins hohe Alter erleben. Auch bei Beschwerden und Erkrankungen Heilpflanzen begleitend einzusetzen, macht Sinn, um Nebenwirkungen von Medikamenten hintanhalten zu können oder die Wirksamkeit von Therapien zu erhöhen.

Die Anforderungen in unserem heutigen Leben sind nicht wenige und beginnen oft schon im Kindheitsalter. Stresszustände, Schlaflosigkeit, Unruhezustände, Konzentrationsprobleme und Schwächezustände des Körpers sind als Folgen keine Seltenheit mehr. Immer öfters kann beobachtet werden, dass Beschwerden und Erkrankungen, die früher erst im Erwachsenenalter aufgetreten sind, heute schon bei Kindern auftreten, wie Diabetes, Übergewicht, innere Unruhe, Konzentrationsschwäche oder Schlafbeschwerden. Auch nehmen sehr viele akute Erkrankungen heute einen chronischen Verlauf, da Körper, Nerven- und Energiesystem und Selbstheilungskräfte so geschwächt sind, dass eine Ausheilung oft verzögert, nur schwer oder gar nicht mehr möglich ist.

Dies alles sind wichtige Einsatzgebiete von Zubereitungen aus Heilpflanzen, um Körper, Psyche, Energiesystem und Selbstheilungskräfte so zu stärken und zu unterstützen, dass wir trotz hohen Anforderungen gesund und vital unseren Alltag bestreiten können. Denn unsere Lebenszeit ist kostbar und wir haben nur die eine. Also sollten wir sie sinnvoll nützen, denn die Einteilung in Arbeitszeit und Freizeit gilt nur mehr bedingt – es ist immer unsere eine Lebenszeit.

Dieses Buch widmet sich speziell den Heilpflanzen für Nerven-, Sinnessystem und Schlaf, erklärt die Wirkung, Einsatzgebiete und Anwendungen der einzelnen Heilpflanzen und Mischungen daraus. In unserem Körper gibt es verschiedene Nervensysteme, die alle untereinander über Nervenbahnen und Botenstoffe kommunizieren und verbunden sind – Magennervensystem, Herznervensystem, Zentralnervensystem, Vegetatives Nervensystem usw. Die wertvollen Wirkstoffe der Heilpflanzen können jetzt diese Systeme stärken, unterstützen und heilend wirken.

Angelika Riffel
Mariazell, Österreich

Der Name der Buchautorin wurde korrigiert. Ein Erratum ist verfügbar unter
https://doi.org/978-3-662-60344-4_9

Inhaltsverzeichnis

Allgemeiner Teil

Inhaltsverzeichnis

Heilpflanzen

© Springer-Verlag GmbH Deutschland, ein Teil von Springer Nature 2020
A. Riffel, *Heilpflanzen für Nerven, Psyche und Schlaf*,
https://doi.org/10.1007/978-3-662-60344-4_1

Heilpflanzen enthalten Inhaltsstoffe, die auf der körperlichen Ebene bzw. auf die Zellebene wirken. Daneben tragen Pflanzen auch eine Pflanzeninformation in sich, die auf unsere psychische, geistige Ebene und auf unser Energiesystem ausgleichend und stärkend wirken. Auf unser Energiesystem zu achten, ist besonders in unserer heutigen Zeit sehr wichtig, da es heute sehr gefordert ist. Die Energie ist der Motor für alles. Ohne Energie findet kein Herzschlag statt, keine Verdauung, können wir uns nicht konzentrieren, bewegen oder sprechen. Gesundheit, Wohlbefinden und Heilungsprozesse hängen wesentlich davon ab, wie viel Energie unserem Körper zur Verfügung steht und wieviel Energie wir mobilisieren können. Wird durch besondere Umstände oder Anforderungen zu viel Energie verbraucht und diese nicht mehr regeneriert oder liegt überhaupt ein Schwächezustand im Körper oder auf psychischer Ebene vor, so können Heilungsprozesse nicht gestartet, aufrecht erhalten werden und die Kraft im Alltag lässt schneller nach. Der Energiebedarf eines Körpers steigt von in der Früh bis ca. 14 Uhr an. In dieser Zeit braucht unser Körper die meiste Energie – für alle seine Prozesse wie Herzschlag, Gehirntätigkeit, Muskeltätigkeit, Konzentration, Durchblutung, Stoffwechsel oder Verdauung. Danach reduziert sich der Energiebedarf langsam, bis der Körper am Abend in seinen Ruhezustand übergeht. In der Ruhe und im Schlaf finden die meisten Regenerationsprozesse und Reparaturmechanismen statt. Der Körper und die Psyche können sich erholen und wieder Kraft tanken. Deshalb ist ein erholsamer Schlaf sehr wichtig für unsere Gesundheit, aber auch für Heilungsprozesse in Fällen von Beschwerden und Erkrankungen. Heilkundige verordneten in früheren Zeiten den sog. Heilschlaf, um die Selbstheilungskräfte zu stärken. Menschen wurden mithilfe von Pflanzen in einen künstlichen Heilschlaf versetzt, damit der Körper in Ruhe heilen konnte und keine unnötige Energie verbraucht wurde. Der Körper und die Psyche konnten sich somit ganz auf die Heilung konzentrieren. „Der Schlaf ist die beste Medizin." Diesen Ausspruch kennt man auch heute noch.

Die Wirkstoffe der Heilpflanzen wirken hauptsächlich auf die körperlichen Ebene, die Pflanzeninformation hingegen wirkt auf unsere Psyche und unseren Geist. Pflanzliche Zubereitungen haben also eine ganzheitliche Wirkung. Je nach Zubereitungsart von Heilpflanzen kann die Wirkung unterschiedlich sein. Teemischungen oder Tropfen wirken hauptsächlich auf der Zellebene, Bach-Blüten hingegen direkt auf die psychische Ebene und von dort aus auch auf die körperlichen Zellen. Homöopathische Zubereitungen wirken in Tiefpotenzen mehr auf der körperlichen Ebene, je höher die Potenz gewählt wird, desto stärker ist auch die Wirkung im psychischen Bereich. Spagyrische oder alchemistische Zubereitungen haben eine sehr breite Wirkung auf körperlicher und psychisch-geistiger Ebene gleichzeitig.

Die ganzheitliche Wirkung von pflanzlichen Zubereitungen baut sich schön langsam auf und hat, zum Unterschied eines Arzneimittels, eine nachhaltige Wirkung. Das heißt dass die Wirkung eines pflanzlichen Mittels, auch nach Absetzen der Einnahme, noch längere Zeit vorhanden ist.

Signaturenlehre – Die Lehre von den Zeichen der Natur

© Springer-Verlag GmbH Deutschland, ein Teil von Springer Nature 2020
A. Riffel, *Heilpflanzen für Nerven, Psyche und Schlaf*,
https://doi.org/10.1007/978-3-662-60344-4_2

2

Die Signaturenlehre ist die Lehre von den „Zeichen der Natur". Nach den Signaturen einer Pflanze kann auf ihre Wirkung und Eigenschaften geschlossen werden.

Wie erkannte der Mensch in früheren Zeiten überhaupt die Wirkungen von Pflanzen bzw. Heilpflanzen? Das ist und war schon immer eine elementare Frage der Heilkunde, wenn es um den Einsatz von Heilmittel ging. Moderne Analysemethoden, Analysegeräte oder Screens kannte man nicht. Auch hatten die meisten Menschen nicht die Möglichkeit, in Büchern lesen und lernen zu können. Dafür lebten die Menschen aber viel intensiver mit und in der Natur. Sie konnten die Zeichen der Natur deuten und setzten dafür ihre ganzen Sinne ein. Es wurde sehr genau beobachtet und daraus Rückschlüsse gezogen. Auch wurden Tiere beobachtet, wohin sie gingen oder was für Pflanzen sie zu sich nahmen, wenn sie verletzt oder krank waren. Das erfahrene Wissen wurde dann an die nächste Generation weitergegeben. Hauptsächlich nutzte das einfache Volk dieses Wissen. Wo wachsen die Pflanzen – Trockengebiete, Feuchtgebiete, Wald, Wiese? Wie schauen sie aus – groß, klein, verzweigt? Welches Grün haben die Blätter? Wie schauen die Blätter aus – rund, eckig, weich, rauh, hart, lanzettlich, spitz? Welche Farbe haben die Blüten? Sind die Blüten unscheinbar, groß, klein? Das alles nutzte man, um Rückschlüsse auf die Wirkung zu ziehen.

Es gibt verschiedene Möglichkeiten, die Heilkräfte der Pflanzen nach ihren Signaturen zuzuordnen. Verhalten gegenüber Licht, Luftfeuchtigkeit oder Berührung. Die Standorte weisen auf die Kräfte hin, mit denen sich die Pflanzen auseinandersetzen müssen. Geschmack oder Geruch konnten auf die Giftigkeit hinweisen. Namen wie Leberblümchen oder Lungenkraut zeigen den Organbezug, Tausendguldenkraut, Meisterwurz oder Königskerze weisen auf die besondere Bedeutung dieser Heilpflanze hin. Heute werden in der Signaturenlehre hauptsächlich die Beschreibungen mit Bezug auf die Planeten hin genutzt. Unter einer Mars- oder Venuspflanze konnten sich die Menschen am leichtesten etwas vorstellen.

Alle Heilpflanzen sind allerdings Mischformen dieser Zuordnungen. Es gibt nicht DIE Marspflanze oder DIE Venuspflanze. Meist werden die Teile zugeordnet. Eine Rose vereint zum Beispiel Venus- und Marskräfte in sich. Die Schönheit, harmonische Form und Wirkung weist auf Venuskräfte hin, die Dornen auf die Marskraft. Rosa Rosenblätter mit einem sanften Geruch haben eine harmonischere und sanftere Wirkung wie intensiv rote Blütenblätter mit einem intensiven Geruch. Die Kräfte in einer Pflanze sind meist sehr ausgeglichen. Die Birke mit ihren lindgrünen Blättern weist auf eine milde Venus-Wirkung bei der Entwässerung hin, die bedeckt weiße Rinde auf den Mond, den Bezug zum Wasser im Körper und zu den Nieren.

Im Vergleich zur Schulmedizin, wo man mit wenig Wirkstoffen möglichst viele Krankheitsbilder versucht abzudecken, versucht man in der Traditionellen Europäischen Medizin die Ursache von Beschwerden und Erkrankungen zu finden und individuell darauf abgestimmte Heilpflanzen und deren Kombinationen dazu zu finden. Dies erfordert eine gute Kenntnis der Heilpfanzen, ihrer Signaturen und Wirkungen. Auch ein gewisses Gespür für die Natur, ihre Zeichen und Rhythmen sind hilfreich, um ein passendes Heilmittel zu finden. Eine Engelwurz besitzt andere Heileigenschaften und Kräfte wie ein Gänseblümchen. Bei dem Vergleich von Birke und Brennnessel wird es schon schwieriger, da beide entwässernd wirken.

> **»** *„Jeder Mensch empfindet natürlich bei einer Blume und allen Dingen der Umgebung irgendetwas. Es kommt aber darauf an, einen höheren Standpunkt zu gewinnen, tiefer hineinzuschauen, bestimmte Schauungen mit jedem Ding zu verbinden. Darauf beruht zum Beispiel die tiefsinnige Medizin des Paracelsus. Er spürte, fühlte, sah die Kraft einer bestimmten Pflanze und die Verwandtschaft dieser Kraft mit einer entsprechenden im Menschen".* (Rudolf Steiner)

Hinzu kommen dann noch die unterschiedlichen Zubereitungsmöglichkeiten. Denn davon hängt ab, auf welchen Ebenen die Heilpflanzen wirken oder ihre Dosierung. Ein Tee oder Tropfen wirken hauptsächlich auf der körperlichen Ebene, die Zubereitung als Bach-Blüten wirkt vor allem auf die psychische Ebene, homöopathische Heilmittel wirken in niedriger Potenz eher auf der körperlichen Ebene, je höher die Potenz ist, desto stärker wirken sie auch auf der psychisch-geistigen Ebene. Alchemistische, anthroposophische oder spagyrische Zubereitungen haben eine sehr breite Wirkung. Auch die richtige Dosierung zu wählen, ist sehr wichtig.

2.1 Mondpflanzen

Der Mond wird auch „Licht der Nacht" genannt und hat sehr viel mit unserer Gefühlswelt, dem Unbewussten, Zyklen und Rhythmus zu tun. Der Mond bewegt die Flüssigkeiten (Ebbe und Flut, Menstruationszyklus, Tag-Nacht-Rhythmus). Ohne Mond (Wasser) gäbe es kein Leben. Sein Weiß ist nicht das helle, strahlende Weiß, sondern das bedeckte, silbrige Weiß, das Ruhe, Tiefe und Schutz ausstrahlt. Dem Prinzip nach steht der Mond in der Signaturenlehre für Reflexion, Ruhe, Stille, Schlaf, Tiefe oder Seele. Mondpflanzen wirken unter anderem auf Gehirn, Limbisches System, Lymphe, Regenerationsprozesse, Psyche und Geist. Heilpflanzen, die der Signatur nach dem Mond zugeordnet werden, werden auch bei Schlafstörungen, psychosomatischen Erkrankungen, Neurosen, Psychosen, Paranoia, Geisteskrankheiten, Suchtverhalten, Kindheitstraumata, Gehirnerkrankungen, Melancholie, Traurigkeit oder Stimmungsschwankungen eingesetzt. Das Metall, das dem Mond zugeordnet wird, ist das Silber. Silber hat beruhigende, schlaffördernde, regenerierende Eigenschaften und wirkt auf das Unbewusste. Bei häufig wechselnden Arbeitszeiten wie Schichtarbeit, Nachtdiensten oder aber auch um einen Tag-Nacht-Rhythmus wiederherzustellen, wird es mit Gold kombiniert. Dabei wird Gold morgens eingenommen und Silber vor dem Schlafengehen.

Die Blätter der Mondpflanzen oder überhaupt die ganzen Pflanzen sind silbrig überzogen, oft bedeckt weiße Blüten (Baldrian, Madonnenlilie, Schafgarbe, Gänseblümchen), rhythmisch aufgebaut (Taubnessel, Herzgespann, Mönchspfeffer), riechen erdig (Holunder), modrig (Eibischgewächse) oder sind oft schleimig (Schleimstoffpflanzen, Mistelbeeren, Hauswurz, Aloe vera), saftig (Gurke), kühlend, schlaffördernd (Baldrian, Goldmohn) bis narkotisierend. Alle Nachtblüher (Königin der Nacht, Nachtkerze), Nachtschattengewächse (Tollkirsche, Bilsenkraut, Stechapfel), Mohngewächse (Schlafmohn), bewusstseinsverändernde Pflanzen, Wasserpflanzen (Algen, Wasserlinse), Pflanzen mit Milchsaft (*Euphorbium*, Goldmohn), fruchtbarkeitssteigernde Pflanzen (Stinkender Storchenschnabel), Pflanzen, die auf das hormonelle Gleichgewicht im Körper ausgleichend wirken (Weidenröschen, Frauenmantel, Silberkerze, Mönchspfeffer) oder die, die es gerne kühl, feucht (Mädesüß), ruhig und schattig haben, gehören ebenso dazu. Oft haben sie auch einen betörenden bis betäubenden Geruch (Trompetenblume, Jasmin, Ylang-Ylang, Patchouli), eine weiße Rinde (Birke) oder weiß-silbrige Blätter (Weide). Mondpflanzen beruhigen, fördern den Schlaf und die Fruchtbarkeit, wirken ausgleichend (Melisse). Sie werden auch gerne für kopflastige Menschen eingesetzt, damit diese in ihr Gefühl kommen. Sie tun auch Menschen sehr gut, bei denen die Sinne sehr überempfindlich oder überreizt sind, die nicht zur Ruhe kommen können, die Gedanken sprunghaft sind und sich nicht zentrieren und konzentrieren können, Bettnässen von Kindern, Störungen der Feinmotorik, Zittern, Nervosität, nervliche Überreizung, Erregungszustände, geistige Überarbeitung.

Dem Mond wird in der Signaturenlehre auch die ganze Kindheit zugeordnet, also das Alter von Geburt bis 7. Lebensjahr (+/−2 Jahre). Deshalb findet man auch viele Kinderpflanzen, wie das Gänseblümchen, darunter. Der Holunder galt durch die vielen Beeren früher als fruchtbarkeitssteigernd und war der Schutzbaum der Kinder und der Familie. In vielen Volksliedern oder Kindersprüchen kann man davon noch hören. Die Kelten waren der Meinung, dass die Schutzgöttin Holla in den Zweigen wohnte und Haus und Hof beschützte. Deshalb hätte es früher niemand gewagt, einen Hollerbuschen umzuschneiden.

2.2 Merkurpflanzen

Der Planet Merkur hat der Signaturenlehre nach im psychischen Bereich die Eigenschaften der Beweglichkeit, der Schnelligkeit, Ausdrucksfähigkeit, der Sprache, Vermittlung von Wissen, Kommunikation, Kontaktfähigkeit, Neugier, Konzentration, Schärfe des Geistes, Beweglichkeit der Sinne, Leichtigkeit, Freiheit, Lebendigkeit, Klarheit im Denken, der Redegabe. Im Körper wird ihm das Nervensystem, die Neurotransmitter, der Stoffwechsel, die Entschlackung und Entgiftung, Lunge und Atemwege, Haut und das gesamte Informationssystem zugeordnet. Heilpflanzen, die Merkurqualität haben, werden unter anderem eingesetzt bei Bewegungsstörungen, Motilitätsstörungen des Darms, Sprachstörungen, Stimme, Stimmbänder und Hals, Beschwerden des Hals-Nasen-Ohren-Bronchienbereichs, Zappelphilipp, Manie, Hyperaktivität, Konzentrationsstörungen, aber auch Teilnahmslosigkeit, Rückzug, Isoliertheit, Steifheit, Stockungen und Blockaden im Körper. Das Alter, das dem Merkur zugeordnet wird, ist 7.–14. Lebensjahr. Hier entwickeln sich die Kinder rasch, wachsen, müssen viel lernen, entwickeln Ausdrucksfähigkeit, lernen ihren Willen kundzutun, entdecken ihre eigene Persönlichkeit. Das Metall des Merkur ist das Quecksilber, Mercurius, dessen Verbindungen in homöopathischer Form heute noch für Atemorgane, Bewegungsstörungen, Stimmbänder, zur Stärkung der Sprachorgane oder sprachlichem Ausdruck, eingesetzt werden.

Merkurpflanzen zeichnen sich aus durch schnelles Wachstum, schnelle Samenverteilung (Springkraut, Löwenzahn), sind meist einjährig, haben oft einen besonderen Aufbau (Farne), sind von aufrechter, schlanker Gestalt (Lavendel), rankend (Waldrebe), kletternd (Hopfen), haben oft ein ausgeprägtes Blattprinzip (Lungenkraut), schmale, lanzettliche Blätter (Spitzwegerich), von der Blütenfarbe her blau bis lila-violett (Veilchen, Ackerstiefmütterchen, Vergissmeinnicht), haben oft Schirmblüten (Doldenblütler), enthalten oft ätherische Öle, die leicht flüchtig sind oder sind sehr luftig, leicht (Hafer). Sie können im Körper stockende Säfte bewegen (Gundelrebe bei eitrigen Zuständen, Spitzwegerich bei festsitzenden Verschleimungen). Die Bach-Blüte Impatiens (Drüsentragendes Springkraut) wird bei Konzentrationsproblemen und innerer Unruhe eingesetzt, Clematis (Waldrebe) bei Verträumtheit. Hafer als eine sehr luftige Pflanze stärkt unser Nervensystem und fördert die Konzentration beim Lernen, in Prüfungssituationen oder ist ein gutes Mittel bei Stress.

2.3 Venuspflanzen

Die Venus wird in der Signaturenlehre der Harmonie, dem Ausgleich, der Balance, der Schönheit, den Künsten, dem Abwägen, den Gefühlen und dem Frieden zugeschrieben. Ihr werden die Lebensjahre von 14 bis 21 zugeordnet, wo die Gefühle wie erste Liebe, Sehnsucht, Hoffnung oder sich von zu Hause abnabeln eine wichtige Rolle spielen und sehr aus dem Gleichgewicht bringen können. Die Balance hier zu finden oder die richtigen Entscheidungen zu treffen, ist nicht immer leicht und führt oft zu Unsicherheiten und Gefühlschaos. Im Körper hat Venus einen Bezug zu allen paarigen Organen (Nieren, Nebennieren), Blase, venöser Blutkreislauf, weibliches Hormonsystem und der Verarbeitung von Sinnesreizen. Frauenleiden, Libidostörungen, Ängste, Essstörungen, Kälte, Freudlosigkeit, Erkrankungen und Beschwerden des Urogenitaltrakts, Amenorrhoe, Dysmenorrhoe, Gestagenmangel oder ein zu viel an Östrogenen mit Anhänglichkeit oder Gefühlsschwankungen gehören hier dazu. Das Metall der Venus ist das Kupfer, ein warmes Metall, das Wärmeprozesse anregen und leiten kann, durchwärmend, beruhigend, entkrampfend, vegetativ ausgleichend wirkt und die Nierenfunktion anregen und stärken kann. Die Venuspflanzen wirken auf Körper und Psyche ausgleichend und bringen in Balance (Rosenblüten). Sie haben einen harmonischen Aufbau (Dachwurz, Gänseblümchen), haben meist rundliche, weiche Blätter (Frauenmantel, Melisse) und sind lindgrün bis gelbgrün (Birke), die Blüten haben oft Farben von rosa bis hellrot oder weiß, haben oft einen sinnlichen Geruch (Rose). Alles süßen Beeren und runden Früchte wie Erdbeeren, Himbeeren, Granatapfel, Kirsche oder Apfel gehören dazu. Pflanzen oder Düfte, die aphrodisisch wirken, wie Damiana, gehören ebenso dazu. Sowie Merkur der Blattbildung untersteht, untersteht der Venus die Blütenbildung.

2.4 Sonne

Die Sonne, die goldene Mitte, umspannt das Lebensalter von 21. bis zum 42. Lebensjahr. Es ist der Zenit des Lebens, der Mittelpunkt. Kreativität, Ausstrahlung, Mitte, Ich-Bewusstsein, Eigenverantwortung, Kraft, Wärme spenden, Selbstverwirklichung und Selbstausdruck gehören dazu. Aus der Mitte kommt die Kraft. Aus der Mitte heraus strahlen wir, bringen wir uns zum Ausdruck. Das Zentrum in uns ist das Herz. Mit unserem Herzen identifizieren wir uns. Aus dem Herzen entspringt unsere Lebenskraft, unsere Persönlichkeit, unsere Charakterstärke und unsere Vitalität. Ein Herz kann brechen. Ein Herz kann voll Freude hüpfen. Etwas liegt uns am Herzen. Erinnerungen bewahren wir im Herzen auf. Deshalb wird das Herz in der Traditionellen Europäischen Medizin nie isoliert als Pumpmuskel angesehen. Treten Herzbeschwerden auf, wird angenommen, dass dahinter tiefer liegende Gründe liegen. Der Sonne werden im Körper das Herz, Kreislauf, die linke Körperhälfte, Augen, alle Wärmeprozesse oder der Lebensrhythmus zugeordnet. Das Metall der Sonne ist das Gold. Deshalb ist Gold bzw. Aurum auch eines der wichtigsten Mittel zur Behandlung von Herzerkrankungen und den damit verbundenen seelischen Schmerzen. Zu den Sonnenpflanzen gehören strahlende, wärmende, stärkende, aufbauende, majestätische Pflanzen. Die Farben sonnengelb, goldgelb, goldorange, orangerot und gold gehören dazu. Alle Getreidearten, aber vor allem der Weizen, haben Sonneneigenschaften. Alant, Sonnenblume, Königskerze, Ringelblume, Johanniskraut haben sonnengelbe bis gelborange Blüten. Der Olivenbaum oder der Weinstock mit ihrer Kraft stärken den Körper und die Psyche. Alle Harze wie Weihrauch, Myrrhe, Palo santo oder Gewürze wie Galgant, Zimt, Nelken, Muskatnuss, Rosmarin, Lorbeer bringen Wärme in den Körper, regen die Durchblutung an und stärken die Gesamtenergie. Alle Lebenselixiere enthalten als zentrale Heilpflanzen eine Herz-, bzw. Sonnenpflanze, weil in den Traditionellen Heilsystemen die Herzkraft gleich der Lebenskraft angesehen wird. Alle Heilkundigen wussten um diese Kraft und versuchten die Lebenskraft eines Menschen mit Sonnenpflanzen anzuregen, aufzubauen und diese zu erhalten. Das Johanniskraut ist sicherlich die größte Sonnenpflanze. Es ist ein Lichtkeimer, d. h. dass die Samen nur dann zu wachsen beginnen, wenn Sonnenlicht auf sie trifft. Es blüht um die Johanniszeit, wenn die Sonne am höchsten steht, die Tag am längsten sind und es die ganze Sonnenkraft in sich aufnehmen kann. Die volle Kraft der Sommersonne lebt in ihr. Diese Wärme und Kraft kann es als Heilpflanze dann an die Psyche eines Menschen weitergeben, in dem es dunkel geworden ist und das Licht im Leben nicht mehr gesehen wird. Licht und Wärme fördern die Lebensfreude, den Optimismus, den Mut, die Heiterkeit.

2.5 Mars

Der Mars wird in der Signaturenlehre als wehrhaft, aggressiv aber auch als beschützend und abgrenzend angesehen. Er trägt sehr viel Kraft in sich, zu stärken, umzusetzen, neu zu erobern und durchzuhalten. Er hat sehr viel Mut, Mut Entscheidungen zu treffen, dazu zu stehen und andere, neue Wege zu gehen, Neuland zu erobern. Ihm werden die Lebensjahre 42–49 zugeordnet. Und tatsächlich kommt es oft in diesem Alter zu umwälzenden Lebensveränderungen oder zu einem Neuaufbruch. Mars gibt die Kraft, Dinge in Angriff zu nehmen, die man sich vorher nicht zugetraut hätte. Das, was durch die Sonnenkraft entwickelt wurde, kann mithilfe der Marskraft jetzt umgesetzt werden – gegen alle Widerstände und Zweifel. Mars gibt Selbstvertrauen, um das Leben noch einmal neu in Angriff zu nehmen. Gab es vorher Zweifel, ob es richtig ist, geht man jetzt mit Tatkraft, Mut, Tapferkeit und einem starken Willen unerschrocken in die Verwirklichung und nimmt die Herausforderungen an. Mars ist zielorientiert, scharfsinnig, direkt, impulsiv und begeisterungsfähig. Neue Projekte, die man umsetzen möchte, können in Angriff genommen werden.

Menschen, die das Gefühl haben, sie sind zu schwach, sie können sich nicht behaupten, ihren Standpunkt nicht verteidigen, sie können sich nicht genug wehren, sie sind der Situation hilflos ausgeliefert oder die immer alles hinunterschlucken und still bleiben, wo sie sprechen sollten, brauchen Marspflanzen. Mobbing am Arbeitsplatz, in der Schule, Auseinandersetzungen, Diskussionen sind psychisch sehr belastend für die Betroffenen und beeinflussen ihr gesamtes Leben. Das Metall des Mars ist das Eisen (*Ferrum*). Eisen in homöopathischer Form oder Heilpflanzen die Eisen enthalten, wie die Brennnessel, geben Energie und Kraft und werden bei Eisenmangel-, Schwäche- oder Vitalitätszuständen, Erschöpfung, schwachem Immunsystem oder Störungen der Willensbildung empfohlen. Der rote Rubin regt den Kreislauf an und der Granatstein regt die Vitalität und die Lust am Leben an. Ist die Marskraft eines Menschen geschwächt, können Ängstlichkeit, Schüchternheit, Anämie, Nerven-, Kreislauf- oder Atemschwäche vermehrt auftreten. Ist hingegen ein Übermaß an Mars vorhanden, können beruhigende und ausgleichende Heilpflanzen dieses beruhigen und in richtige Bahnen lenken. Das Organ, das dem Mars zugeordnet wird, ist die Galle. Kommt einem die Galle hoch, können Emotionen bzw. Aggressionen explodieren, sieht man rot. Frauen neigen eher dazu, ihre Aggressionen hinunterzuschlucken (Autoaggression), Männer drücken diese eher aus. Schreien, Bluthochdruck, hochroter Kopf, akute Entzündungen, Aggressivität tragen Marseigenschaften in sich. Die Farben des Mars sind rot, rostrot, braunrot, blutrot. Zu den Marspflanzen gehören sehr wehrhafte Pflanzen wie die Brennnessel, Disteln, Kletten, Dornen und Stacheln wie die der Rose, Berberitze, Wacholder, scharfer und senfiger Geschmack von Knoblauch, Zwiebel, alle Giftpflanzen, aber auch Heilpflanzen, die unsere Abwehrkraft stärken wie Kapuzinerkresse, Kren, Sanddorn oder roter Sonnenhut.

2.6 Jupiter

Jupiter wird als der große König bezeichnet, der ruhig, bestimmt und erfahren sein Volk lenkt und sein Königreich regiert. In den Lebensjahren 49.–56. haben wir vieles im Leben umgesetzt, erfahren und gelernt. Schön langsam kehrt Ruhe ein. Viele Menschen überdenken in dieser Lebensspanne ihr bisheriges Leben noch einmal und bringen es zur Ordnung. Es kehrt eine Zeit der Reife ein, in der es wichtiger wird, Ideale zu verwirklichen, als noch weiter zu kämpfen. Die Rückbesinnung auf den Ursprung, den Sinn dahinter zu verstehen, die große Ordnung dahinter zu erkennen, wird jetzt wichtig. Man tritt leiser, es ist nicht mehr so wichtig, große Projekte in Angriff zu nehmen. Weniger, aber mit mehr Sinnerfüllung, ist jetzt wichtig. Weniger ist jetzt mehr. Es muss nicht mehr jeder Gipfel mit Höchstleistung gestürmt werden. Mars zieht sich zurück, wobei seine Kraft, Stärke und sein Mut bleiben. Weisheit, Vertrauen, Gerechtigkeit, der Glaube in das Leben werden jetzt Grundlage der Entscheidungen, des Handelns und Tuns. Auch die Endlichkeit des Lebens wird einem vor Augen geführt. Oft treten gerade in diesem Alter lebensbedrohende Zustände wie Herzinfarkt, Schlaganfall, Krebs oder Schmerzen auf. Todesfälle in der Familie oder im Bekanntenkreis machen nachdenklich. Arthrosen, Abnützungen, Bandscheiben- oder Gelenksprobleme schränken die Bewegung ein.

Es ist aber auch die Zeit, Erfahrenes mit Geduld, Weitsicht, Großzügigkeit, Toleranz, und Gerechtigkeit weitergeben. Jüngere Menschen an seiner Erfahrung teilhaben zu lassen und diese zu unterstützen auf ihrem Weg.

Das Organ, das dem Jupiter zugeordnet wird, ist die Leber. Die Leber hat auch einen großen Einfluss auf unsere Psyche. Ist die Leber geschwächt, kann sie ihre Aufgabe nicht mehr richtig erfüllen, führt dies oft zu Gemütserkrankungen, Melancholie bis hin zu Depressionen. Im Endstadium von Leberzirrhose oder Karzinomen kann oft eine große Verwirrung gesehen werden. Bei cholerischen Reaktionen ist den Menschen oft eine Laus über die Leber gelaufen.

Die Farben des Jupiters sind orange, gelb, purpur, königsblau oder saphirgrau.

Jupiterpflanzen sind große majestätische Pflanzen bis Bäume. Eiche, Nussbaum, Kastanie, Zeder gehören dazu. Die Eiche war einer der wichtigen Gerichtsbäume in früheren Zeiten. Wurde unter einer Eiche Gericht gehalten, erwartete man sich ein strenges, aber gerechtes Urteil. Erzengelwurz, Enzian, Artischocke, Tausendguldenkraut, Meisterwurz oder Löwenzahn enthalten Bitterstoffe und wirken stärkend und aufbauend, wenn Körper und Psyche geschwächt sind. Die Blattbildung ist oft ledrig (Lorbeer) oder rau (Borretsch). Entgiftungspflanzen wie Wegwarte unterstützen und entlasten die Leber.

Säulen der Gesundheit

© Springer-Verlag GmbH Deutschland, ein Teil von Springer Nature 2020
A. Riffel, *Heilpflanzen für Nerven, Psyche und Schlaf*,
https://doi.org/10.1007/978-3-662-60344-4_3

- Ernährung
- Flüssigkeit
- Bewegung
- Lebenskraft
- Schlaf

Die Säulen der Gesundheit haben in der Traditionellen Europäischen Medizin schon immer einen wichtigen Platz eingenommen. Sie gehören zu der Basis unserer Gesundheit, um gesund zu bleiben, sich wohl zu fühlen und genug Energie für unseren Alltag zu haben. Selbst wenn jemand unter Beschwerden und Erkrankungen leidet, sollten sie immer in der Diagnose und Behandlung mit berücksichtigt werden, um Beschwerden dauerhaft lindern zu können oder auch eine vollständige Ausheilung möglich zu machen.

3.1 Ernährung

Die Ernährung als erste Säule der Gesundheit, ist eine tragende Säule. Aus den Lebensmitteln, die ich esse, werden meine Zellen aufgebaut und ernährt. Gute Lebensmittel enthalten eine optimale Qualität und Menge an Nährstoffen, Vitaminen, Mineralien und Spurenelementen, die unsere Zellen ausreichend versorgen, ernähren, aufbauen und gesund erhalten können. Essen Menschen überwiegend Lebensmittel von minderer Qualität oder enthalten die Lebensmittel sogar noch viele künstliche Zusatzstoffe wie Geschmacksverstärker, Farbstoffe oder Konservierungsstoffe, können die Zellen unseres Körpers nicht optimal ernährt werden. Mangelversorgung, Mangelerscheinungen bis hin zu Irritationen von Magen, Darm, Leber, Galle, Bauchspeicheldrüse oder Unverträglichkeiten oder Reizzustände können die Folge sein. Besonders achten sollten wir auf die Ernährung unserer Kinder, die ja noch im Wachstum sind.

Es gibt heute sehr viele Ernährungsrichtlinien, Ernährungstipps, vegetarisch, vegan. Überall kann man davon lesen und hören.

In der Traditionellen Europäischen Medizin wird empfohlen, das zu essen, was der Körper gut verträgt oder gut verdauen kann. Hier wird nicht zwischen Fleisch essend, vegetarisch oder vegan unterschieden. Menschen mit einer guten Verdauungskraft und regelmäßigen Verdauung vertragen auch schwerere Lebensmittel wie Käse oder rotes Fleisch. Menschen, die eher sensibel sind, eine schwache Verdauungskraft oder eine verlangsamte Verdauung haben bis hin zur Verstopfung, werden eher weniger Fleisch und wenn, nur weißes Fleisch essen, viel Gemüse, Brot mit gemahlenem Vollkornmehl, Obst nur in Form von Kompott oder Mus. Die Nahrungsmittel werden hier also nach Verträglichkeit und Verdauungskraft empfohlen. In der Therapie von Beschwerden und Erkrankungen wird die Archetypen- bzw. Säftelehre herangezogen.

Wichtig in der Ernährung ist darauf zu achten, dass regelmäßig Bitterstoffe und Gewürze in der Küche zum Einsatz kommen. In anderen Traditionen hat sich die Anwendung von Gewürzmischungen erhalten. In unserer westlichen Küche werden oft nur mehr Fertigwürfeln zum Würzen von Speisen eingesetzt. Diese können die Wirkung eines Gewürzes aber nicht ersetzen. Gewürze machen Speisen bekömmlicher, regen die Durchblutung an, verbessern die Blutqualität und haben eine wärmende Wirkung. Speziell Kinder und Erwachsene, die unter Müdigkeit, Erschöpfung, Schwäche oder

Schlafproblemen leiden, sollten Bitterstoffe und Gewürze regelmäßig anwenden, damit die Energieproduktion im Körper erhöht wird und mehr Wärme und Energie mobilisiert werden kann. Dadurch wird nicht nur die Verdauungskraft gestärkt und die Verdauung verbessert, sondern auch unsere Nervenkraft und Konzentration gefördert und die Selbstheilungskräfte gestärkt. Auch sollten Nahrungsmittel vor allem warm, gekocht oder schonend zubereitet gegessen werden. Zu viel Rohkost und kühlende Lebensmittel wie Joghurt sollten vor allem im Herbst und Winter vermieden werden. Obst in Form von Kompott oder Mus mit gut schmeckenden Gewürzen können ein Genuß sein. Apfelkompott, Apfelmus oder Bratapfel mit Zimt, Vanille, Nelken und Nüssen gehörten früher zu den natürlichen Stärkungsmitteln, nicht nur im Winter.

3.2 Flüssigkeit

In unserem Körper wird alles über Flüssigkeiten transportiert – Nährstoffe, Vitamine, Mineralien, Spurenelemente, Enzyme, Hormone usw. Damit der Körper seinen Flüssigkeitsbedarf für Blut, Lymphe, Gewebewasser abdecken kann, ist es wichtig, genug zu trinken. Viele Menschen trinken heute zu wenig. Viel klares Wasser, ergänzend Tees und natürliche Säfte sind wichtig für unseren Körper. Bei Schwäche und Müdigkeit sollte vor allem warm getrunken werden, besonders im Winter, keine kalten Getränke aus dem Kühlschrank oder mit Eiswürfel. Der Flüssigkeitsbedarf des Körpers sollte mit reinem, klarem Wasser abgedeckt werden. Dieses kann unser Körper direkt aufnehmen und umsetzen.

3.3 Bewegung

Die Traditionelle Europäische Medizin empfiehlt jeden Tag, mindestens aber 3-mal pro Woche, für mindestens 30 min Bewegung, bei jedem Wetter, an der frischen Luft. Für den einen kann dies Sport wie Laufen, Radfahren, Walken oder Schwimmen sein, für Menschen mit Schmerzen oder Bewegungseinschränkungen wäre ein langsames Gehen, vielleicht mit einer Hilfe, empfehlenswert. Kinder bewegen sich sowieso sehr gerne, laufen, springen, klettern, fahren mit dem Fahrrad usw.

Früher haben sich die Menschen 80 % des Tages bewegt, heute sind es durchschnittlich nur mehr 20 %. Dies hat einen großen Einfluss auf unser Gehirn, Nervensystem, unsere Muskulatur und unser Skelettsystem. Bewegung ist auch Training für unser Gehirn und seine Vernetzungen, nicht nur für Kinder im Wachstum und Entwicklung, sondern auch als Prävention für Demenzerkrankungen.

Eine gut ausgebildete Muskulatur versorgt, stützt und schützt unsere Knochen und Gelenke. Besonders wichtig auch für Menschen mit schlechten Knochendichtewerten oder Osteoporose. In jeder Muskelzelle befinden sich kleine Kraftwerke, die sog. Mitochondrien, die Energie produzieren. Bewegt man sich öfter, können diese Kraftwerke auch mehr Energie produzieren, d. h. das Wohlbefinden steigt, man fühlt sich energiegeladener und Müdigkeit und Erschöpfung werden reduziert. Weiters werden bei regelmäßiger Bewegung Stimmungshormone freigesetzt, was besonders Menschen, die unter Melancholie, Traurigkeit, depressiven Verstimmungen bis hin zu Depressionen leiden, gut tut.

3.4 **Lebenskraft**

Viele Heilkundige haben in früheren Zeiten empfohlen, einmal im Jahr ab dem 30. Lebensjahr eine Herzkur zu machen. Sie wussten um unsere Lebenskraft, d. h. um die Kraft, die wir in unserem Alltag brauchen. Diese Lebenskraft hängt wesentlich von unserer Herzkraft ab. Stärke ich meine Herzkraft mit Herzkräutern, steht mir auch mehr Kraft für mein Leben zur Verfügung. Die sog. Lebenselixiere enthielten als zentrale Heilpflanzen immer Herzpflanzen. Heute sind Herztees, Herztonikas, Herztropfen oder Weißdorn, Melisse oder Herzgespann sehr beliebt, um das Herz zu stärken. Zusätzlich werden auch der Kreislauf und das Nervensystem unterstützt. Das Herz gibt auch unseren Lebensrhythmus vor. In unserer heutigen Zeit müssen wir besonders darauf achten, dass wir die Kraft, die wir im Alltag verbrauchen, auch gut wieder regenerieren durch Erholungs-, Regenerations-, Ruhephasen und einen guten Schlaf.

3.5 **Schlaf**

Ein erholsamer, gesunder Schlaf ist für unsere Lebensqualität und Gesunderhaltung von Körper, Psyche und Geist von großer Bedeutung. Die Nachtzeit ist die Regenerationszeit unseres Körpers, Nervensystems und Energiesystems. In der Nacht finden die meisten Reperatur- und Entspannungsprozesse statt. Der Körper und die Nerven kommen zur Ruhe, die Atmung vertieft sich, die Muskulatur entspannt sich. In der Antike hat man Menschen in Heilungsphasen bewusst in einen Heilschlaf versetzt, damit die Selbstheilungskräfte des Körper gut gestärkt werden und die Heilung durch innere Ruhe und Schlaf unterstützt wird.

Archetypenlehre

© Springer-Verlag GmbH Deutschland, ein Teil von Springer Nature 2020
A. Riffel, *Heilpflanzen für Nerven, Psyche und Schlaf*,
https://doi.org/10.1007/978-3-662-60344-4_4

Grundlage aller Diagnostik in der Traditionellen Europäischen Medizin ist die Säftelehre, auch Humorallehre genannt. Die Säftelehre ist aufgebaut auf die vier Säfte, die Humores.

- **Sanguis – Blut**
- **Phlegma – Schleim**
- **Cholera – Gelbgalle**
- **Melancholera – Schwarzgalle**

Gesundheit bedeutet in der Säftelehre, dass alle vier Säfte im Gleichgewicht stehen. Ist ein Saft vorherrschend, versucht man dies mit Anwendungen oder Heilmitteln wieder ins Gleichgewicht zu bringen.

Diesen vier Säften werden jetzt Eigenschaften zugeordnet.

- **Wärme**
- **Feuchtigkeit**

Wärme bedeutet aktive Energie, Dynamik, Bewegung, Körperwärme, Lebenskraft, Reaktionsfähigkeit des Körpers, Informationsübertragung, aktiver Stoffwechsel, aktive Verdauung, ausgeglichene Psyche, Herzenswärme. Ein Fehlen von Wärme bedeutet ein Fehlen von Energie, Kältezustände, verlangsamte und geschwächte Vorgänge im Körper wie Verdauung, Stoffwechsel, Nervenreizleitung, Durchblutung, Heilungsprozesse, Konzentration, Gedächtnis, Kältegefühl, Schwächezustände von Immunsystem. Ein Fehlen von Energie hat auch Einfluss auf die Psyche. Depressive Zustände, Antriebslosigkeit, Melancholie bis hin zu geistiger Überforderung können leichter eintreten. Gefühle wie Fröhlichkeit, Leichtigkeit, Freude und Buntheit im Leben sind reduziert bzw. überhaupt blockiert.

Feuchtigkeit bedeutet Speicherenergie, die schnell mobilisierbar ist, wenn man sie braucht, weiters ist sie die Basis aller Körperflüssigkeiten, das Trägermedium von Informationen, Transportmedium und für die Beflutung von Gewebe und Zellen zur Versorgung und Aufbau verantwortlich. Ein Fehlen an Feuchtigkeit bedeutet für den Körper Trockenheit, fehlende Speicherenergie, Energie fehlt zur Mobilisation, chronische, verschleimte, stockende, blockierte Zustände, Stau, Wasseransammlungen, verlangsamte Vorgänge, blockierte Heilungsprozesse, trockene Zustände. Im psychischen Bereich bedeutet ein Fehlen von Feuchtigkeit, verlangsamtes Denken, Konzentrationsblockaden, Depressionen bis hin zu Demenzerkrankungen.

Neben den vier Humores werden den Menschen die vier Archetypen zugeordnet. Wobei darauf hingewiesen werden muss, dass jeder Mensch einen Grundtypus von meist zwei Eigenschaften eines Archetyps hat. Diese Eigenschaften können sich im Laufe des Lebens ändern oder auch situationsbezogen, jahreszeitlich oder

- **Sanguiniker**
- **Phlegmatiker**
- **Choleriker**
- **Melancholiker**

Den vier Archetypen werden die Eigenschaften **warm** und **feucht** zugeordnet, um Qualitäten leichter zuordnen zu können.

- **Sanguiniker – warm und feucht**
- **Phlegmatiker – kalt und feucht**
- **Choleriker – warm und trocken**
- **Melancholiker – kalt und trocken**

Sanguiniker   Dem Sanguiniker werden die Eigenschaften warm und feucht zugeschrieben. Ihm steht also genug Energie und Kraft im Leben zur Verfügung, um Dinge anzugehen, sie in Bewegung zu setzen und auch durchzuhalten oder Anforderungen gut zu schaffen. Er ist schnell im Denken, hat eine gute Konzentrationskraft und Ausdauer. Von der Gesundheit her sind Sanguiniker eigentlich nur selten krank, und wenn, dann kurz und heftig. Da dem Körper genug Energie zur Verfügung steht, sind auch die Selbstheilungskräfte stark. Der Körper kann gut auf Anforderungen, Erkrankungen reagieren und diese ausheilen. Sie haben eine gute Verdauungskraft, können fast alles essen und der Stoffwechsel ist sehr aktiv. Von der Psyche her sind Sanguiniker starke Menschen, die mit Stress und Herausforderungen gut umgehen können. Sie sind kreative Geister, optimistisch, neugierig und positiv. Sanguiniker sind gesellige Menschen, sehr sozial und arbeiten gerne im Team. Bewegung und Sport sind ihnen in ihrem Leben sehr wichtig. Da sie gerne sprechen und vermitteln, sind viele Sanguiniker gute Rhetoriker. Traurigkeit, Melancholie oder depressive Verstimmungen kommen nur selten auf, und wenn, dann nur kurz, denn die nächste Aufgabe wartet schon. Der Schlaf ist kurz, aber erholsam und tief.

Phlegmatiker   Dem Phlegmatiker werden die Eigenschaften kalt und feucht zugeordnet. Ihm fehlen also etwas die Anfangsenergie, Antriebskraft bzw. der Impuls. Allerdings, wenn der Phlegmatiker einmal bei der Sache ist, hat er Energie ohne Ende und eine enorme Durchhaltekraft. Der Stoffwechsel und die Verdauung sind etwas langsamer und träger. Der Körper neigt zu Einspeicherungen. Da der Phlegmatiker gerne zu Süßem, Schwererem oder Pasta und Milchprodukten greift, hat er auch immer wieder einmal mit dem Gewicht zu kämpfen. Phlegmatiker sind gemütliche, ruhige Menschen, die gerne genießen und alles eher langsam angehen lassen. Sie sind ausgeglichen und haben gerne Frieden. Bewegung und Sport sind nicht so ihr Anliegen und wenn, dann ein gemütlicher Spaziergang oder eine Radtour auf der Ebene. Sie verfolgen ihre Ziele mit Ausdauer, sind verlässlich, überlegt und haben klare Ziele. Psychisch sind Phlegmatiker auch sehr stark und ausgeglichen. Der Schlaf ist tief und fest.

Choleriker   Dem Choleriker werden die Eigenschaften warm und trocken zugeordnet. Menschen mit einem cholerischen Temperament haben viel Anfangsenergie, um Dinge in Bewegung zu bringen, allerdings fehlt ihnen die Kraft etwas, um etwas auch durchzuhalten. Sie sind gute Impulsgeber, Initiatoren und stehen gerne einer Gruppe vor. Sie haben eine schnelle Auffassungsgabe. Ihre Verdauung und der Stoffwechsel sind sehr aktiv und zeigen oft überschießende Reaktionen. Auch der Blutdruck kann unter Stress sehr schwanken. Choleriker brauchen in ihrem Leben Herausforderungen, ob im Beruf oder im Sport. Sie sind Einzelkämpfer und brauchen den Wettkampf. Sie sind sehr entschlossen, ehrgeizig und einsatzfreudig und können auch einmal gegen den Strom schwimmen. Allerdings können sie leicht aufbrausend und ungeduldig werden, was für ihr Umfeld nicht immer leicht ist. Psychisch sind sie stark, aber Stimmungen und Launen bis hin zu Aggressionen können schnell wechseln. Der Schlaf ist unruhig, leicht und immer wieder unterbrochen.

Melancholiker   Dem Melancholiker werden die Eigenschaften kalt und trocken zugeordnet. Meist sind es schlanke, grazile Menschen. Melancholiker leiden immer wieder schnell unter Energiemangel und Konzentrationsproblemen, Müdigkeit, Kältegefühl und niedrigem Blutdruck. Die Verdauung und der Stoffwechsel sind wechselhaft. Es sind sehr kreative, philosophisch-künstlerisch, nachdenkliche, visionäre Menschen, die sehr sensibel und einfühlsam sind und viel spüren. Sie haben eine stark ausgeprägte Intuition, sind sehr idealistisch und analytisch strukturiert. Der Sinn für das Schöne ist ihnen wichtig. Psychisch neigen sie zu Schwankungen, psychischen Verstimmungszuständen, Melancholie bis hin zu Angst und Depressionen. Der Schlaf ist leicht und immer wieder unterbrochen.

Heilpflanzen

Inhaltsverzeichnis

Der Schlaf

© Springer-Verlag GmbH Deutschland, ein Teil von Springer Nature 2020
A. Riffel, *Heilpflanzen für Nerven, Psyche und Schlaf*,
https://doi.org/10.1007/978-3-662-60344-4_5

5.1 **Heilpflanzen für den Schlaf**

Ein- und Durchschlafstörungen sind heute sehr weit verbreitet. Viele Menschen, auch Kinder schon, können durch zu viel Stress, Belastungen, Reize von außen, Strahlungen von Handy, WLAN, Computer, TV nicht mehr ruhig schlafen.

Um gut schlafen zu können ist es wichtig, dass der Schlafplatz so ruhig wie möglich liegt, dunkel, nicht zu warm, aber auch nicht zu kalt und strahlungsfrei, also kein Handy als Wecker benutzt wird oder TV im Schlafzimmer geschaut wird. Beruhigende Farben, entspannende natürliche Düfte, Kräuter oder ätherische Öle machen eine angenehme Atmosphäre.

Für das Nerven-Sinnes-System hat die Natur viele wertvolle Heilpflanzen geschaffen, um den Schlaf und die Erholungszeit in der Nacht zu fördern.

Prinzipiell wird in der Heilkunde zwischen

- Einschlafstörungen und
- Durchschlafstörungen

unterschieden.

Bei Einschlafstörungen werden bekannte Heilpflanzen wie Baldrian, Hopfen, Passionsblume, Melisse, Lavendel oder Goldmohn empfohlen. Durchschlafstörungen können unterschiedliche Ursachen haben. Wenn jemand gut einschlafen kann, aber pünktlich, so ungefähr immer um die gleiche Zeit ohne ersichtlichen Grund in der Nacht erwacht, sollte man die Organuhr berücksichtigen. Die meisten Menschen wachen zwischen 1 Uhr und 3 Uhr auf. Dies ist die Leberzeit. Hier ist es oft eine Hilfe, wenn man vor dem Schlafengehen Leber-Galle-Pflanzen in Tee- oder Tropfenform oder Bitterkräuter zu den Schlafkräutern ergänzt oder allein einnimmt.

5.1.1 **Baldrian**

Valeriana officinalis L.
Baldriangewächs
Baldriantropfen gehören zu der bekanntesten Zubereitung aus Heilpflanzen überhaupt. Der Baldrian (◼ Abb. 5.1a) liebt eher schattige, kühle Ort zum Wachsen. Von seiner Signatur her gehört er zu den Mondkräuter, bedeckt weiße Blüten (◼ Abb. 5.1b), schattige Standorte, der Geruch der Blüten ist eher dumpf, die Wurzel hat einen sehr strengen, charakteristischen Geruch. Die Blätter sind stark geteilt und teilweise wirken sie zerrissen. Dies weist auf die innere Zerrissenheit vom Nervensystem hin. Und genau dort wird der Baldrian heute mit gutem Erfolg eingesetzt. Menschen, die durch zu viel Stress, Sorgen, Belastungen innerlich immer wieder über ihre Grenzen gehen und das Nervensystem dadurch nicht mehr zur Ruhe kommen kann, vertragen den Baldrian sehr gut. Mithilfe des Baldrians kann man wieder leichter abschalten und ein erholsamer, tiefer Schlaf wird gefördert. Die Einnahme bringt wieder ins Gleichgewicht, das Nervensystem, innere Fahrigkeit und Unruhe werden ausgeglichen.

„*Valere*" heißt „kräftigen". Die Pflanze hat einen starken Wurzelstock, der Ordnung schaffen kann und gut erdet. Unverarbeitete oder nicht verkraftete Eindrücke

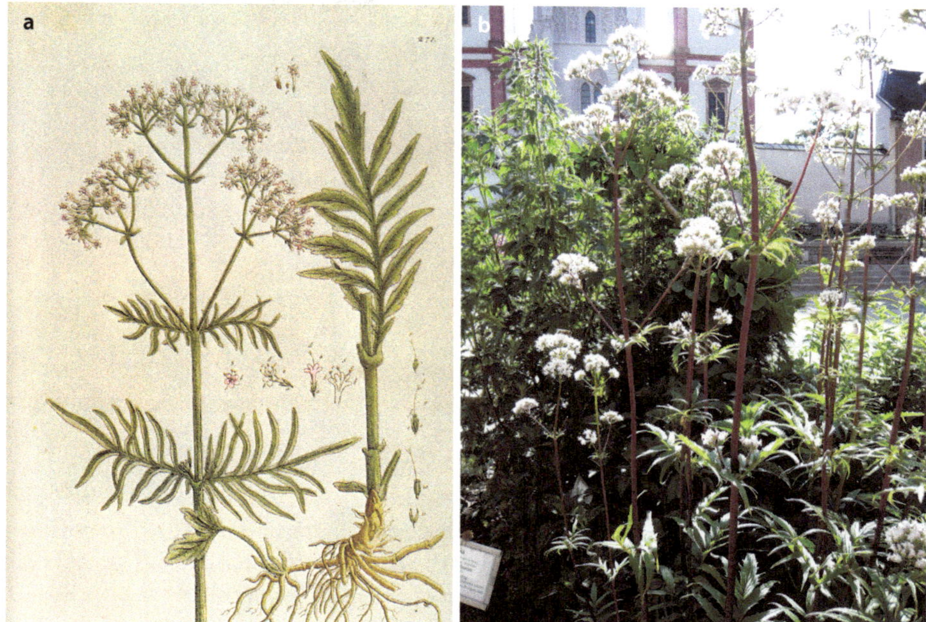

◘ **Abb. 5.1**   **a** Baldrian, **b** Baldrianblüte

kann der Baldrian ordnen, damit sie verarbeitet werden können. So haben die Betroffenen die Chance, in Ruhe die Anforderungen des Lebens zu erkennen und zu meistern. Der Baldrian stärkt auch die Menschen und nimmt ihnen die Angst, die immer wieder das Gefühl haben, mit sich selbst und dem eigenen Leben nicht fertig zu werden. Sie leiden sehr oft unter Depressionen, die Lebensfreude und Arbeitswillen reduzieren.

Nach Kräuterpfarrer Weidinger lässt der Baldrian leichter Ängste überwinden. Ängste gehören zu unserem Leben. Jeder ist irgendwann einmal mit ihnen konfrontiert und muss lernen, mit ihnen umzugehen. Sich dessen bewusst zu sein, hilft zu einer positiven Lebensbewältigung. Ängste können leichter überwunden werden und Situationen können weniger erschrecken. Ängste können Vitalfunktionen leicht blockieren. Erblassen, Ohnmacht, Herzklopfen, Herzkrämpfe, Magendrücken, Schwitzen, Frösteln, Zittern, Erbrechen oder Durchfall können ausgelöst werden.

■ **Vorkommen**

Europa, Asien

■ **Verwendete Pflanzenteile**

Wurzel – *Valerianae radix*

Nach Austr. sollte die Wurzel im Frühling, nach Helv. im Spätsommer, nach Brit. im Herbst gesammelt werden. In der Regel wird die Wurzel im Spätherbst gegraben, gereinigt und an der Luft oder bei gelinder Wärme getrocknet. Sie sollte kühl aufbewahrt werden. 10 Teile frische Wurzel ergeben 2–3 Teile getrocknete.

■ **Inhaltsstoffe**

Ätherisches Öl mit Valeranon, Cryptofauronol, Valerenal, Camphen, Bornylacetat, -isovalerianat, weiters Valepotriate wie Valtrat oder Isovaltrat, Dihydrovaltrat, IVHD-Valtrat, Valerosidatum, Sesquiterpensäuren wie Valerensäure, Acetoxyvalerensäure, trans-Hesperidinsäure, Lignane wie 8-Hydroxypinoresinol und Diglucosid, Berchemolglucosid, Pyridinderivat, Alkaloide wie Valerianin, Actinidin

■ **Wirkung**

Beruhigend, schlaffördernd, beruhigt das zentrale Nervensystem, angstlösend, motilitätssenkend, Hemmung des Abbaus der GABA, krampflösend, schafft Ordnung im Unterbewusstsein

■ **Einsatzgebiete**

Einschlafstörungen, nervös bedingte Schlaflosigkeit, Nervosität, nervöse Erregungszustände, Schwindel, Reizbarkeit, stressbedingte Nervenstörungen, labiles Nervensystem, nervöse Anspannungen, nervöse Erschöpfung, geistige Überarbeitung, nervöse Herzstörungen, krampfhafte Menstruationsstörungen, Zittern, Störungen der Feinmotorik, Nervenzahnweh, Albträume, Hysterie, Hypochondrie, Krämpfe, Nervenschwäche, Kopfschmerzen von den Nerven herkommend, Migräne, Schwindel, Ohrensausen, Nervenleiden, nervöse Kolik, Magenkrampf, nervöse Schwäche

■ **Zubereitungen**

 — Tee
 — Tropfen
 — Kapseln, Dragees

Die homöopathische Form *Valeriana* wird bei Neurasthenie, Hysterie, Schlaflosigkeit, Kopfschmerzen, Neigung zu Krämpfen und Ohnmachten, Spinalirritationen, Reizung der automatischen Zentren, Neuralgien, Schwäche der Beine, nervöse Herzbeschwerden, Globus hystericus, Magenkrampf, Blähsucht und Beschwerden im Klimakterium eingesetzt. Das Mittel wirkt auf Zentralnervensystem, periphere Nerven und Gefäßnerven. Symptome sind Zusammenschnüren im Hals, Gefühl von Hitze und Kratzen im Hals, Schlaflosigkeit, allgemeine Unruhe, kann sich nicht ruhig halten, Sinne überreizt, Kopfschmerz in der Stirn, ruckweise, plötzlich, mit Schwindel, Krämpfe, Ohnmachten bei geringsten Schmerzen, Mattigkeit, große Schwäche, besonders in den Knien und Beinen, Zucken, Ziehen und Reißen in den Gliedern, wie elektrische Schläge, schlechter bei Ruhe, besser bei Bewegung, Gesichtsschmerzen treten periodisch auf, wechselnd, sehr heftig, geschlechtliche Erregung, häufiger Harndrang, Magenkrämpfe, Sodbrennen, Übelkeit, Heißhunger, Aufstoßen, Herzklopfen mit Blutwallungen, fliegender Hitze und Schweißbildung, Schmerzen und Steifheit im Kreuz, Fersen- und Achillesschmerz. Verschlimmerung abends und nachts, in der Ruhe, nach Anstrengung, Besserung bei Beschäftigung und Bewegung, durch Reiben.

Species nervinae HUFELAND
- Bitterorangenblätter
- Pfefferminze
- Baldrianwurzel
- Gewürznelkenwurzel

zu gleichen Teilen

Schlaftee
- Baldrianwurzel
- Orangenblüten
- Goldmohn
- Melisse
- Hopfen
- Passionsblume

zu gleichen Teilen

5.1.2 Goldmohn

Escholtzia californica C.
Mohngewächs

Bei dem Goldmohn (□ Abb. 5.2), der auch Kalifornischer Mohn oder Kappenmohn genannt wird, handelt es sich um ein Kraut mit feinzerteilten Blättern und langstieligen, gelben bis orangefarbenen oder weißen Blüten. Die Pflanze ist einjährig und bevorzugt sonnige, trockene Standorte. Die Blätter und Stengel enthalten einen weißen, wässrigen Saft, der eine leicht betäubende Wirkung hat und früher bei Zahnschmerzen genutzt

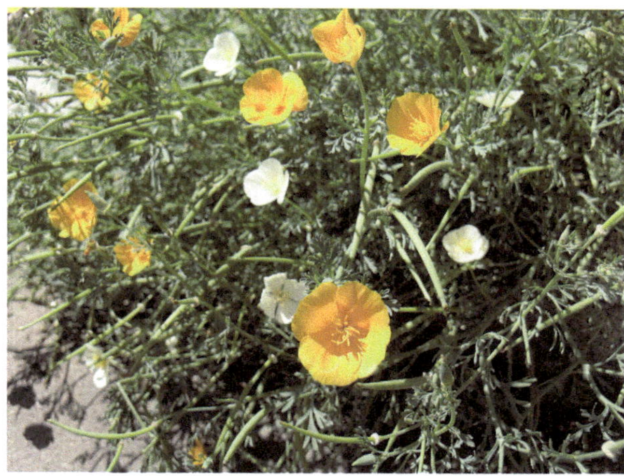

□ **Abb. 5.2** Goldmohn

wurde. Die Wirkung ist mit dem Schlafmohn (*Papaver somniferum*) nicht vergleichbar, macht nicht süchtig und dämpft das Zentralnervensystem nicht.

Im psychischen Bereich wirkt die Blüte harmonisierend und entspannend auf das Gefühlsleben und festigt die Psyche.

■ **Verwendete Pflanzenteile**

Die gesamte, oberirdische Pflanze

Zur Blütezeit werden die oberirdischen Teile der Pflanze geschnitten und weiter verarbeitet oder getrocknet.

■ **Inhaltsstoffe**

Escholzin, Ionidin, Homochelidonin, Protopin, Chelerythrin, Sanguinarin, weitere Alkaloide

■ **Wirkung**

Beruhigend, schlaffördernd, sanft harmonisierend auf Nervensystem, entspannt den ganze Körper, schmerzstillend, krampflösend, reguliert die Schweißbildung

■ **Einsatzgebiete**

Schlaflosigkeit, nervöse Anspannung, Angstzustände, Inkontinenz bei Kindern, Schmerzen, auch für Kinder gut geeignet (wurde früher Opium der Kinder genannt, da es keine Nebenwirkungen des Opiums zeigt)

■ **Anwendung**

- Tee
- Tropfenform (1–2 × vor dem Schlafengehen 10–20 Tropfen)
- Abkochung
- Fluidextrakt in Pillen
- Sirup
- Einzeldosis: 2–10 g

5.1.3 Hopfen

Humulus lupulus **L.**
Cannabis-Gewächs

Die Verwendung des Hopfens (◘ Abb. 5.3) lässt sich sehr weit zurückverfolgen. Am beliebtesten wird er in Form von Bier genossen. Der Hopfen wird auch Himmelsstürmer genannt. Hätte er oben keine Begrenzung, würde er bis in den Himmel wachsen. Gerade wegen dieser Eigenschaft hilft er besonders Menschen, die ihre Grenzen nicht mehr erkennen – nach dem Prinzip immer weiter, immer höher. Dabei gehen sie, von einem inneren Erfolgsdrang getrieben, immer wieder über ihre eigenen Grenzen und merken nicht, wie ausgepowert sie eigentlich schon sind. In ihrer Hyperaktivität kommen sie kaum zur Ruhe und leiden dadurch unter massiven Schlafstörungen. Weiterhin symbolisiert der Hopfen die Grenze zwischen Arbeitszeit und Freizeit. Nicht umsonst trinken viele gerne am Abend ein Glas Bier. Das ist wie ein Ritual zu sehen und bedeutet

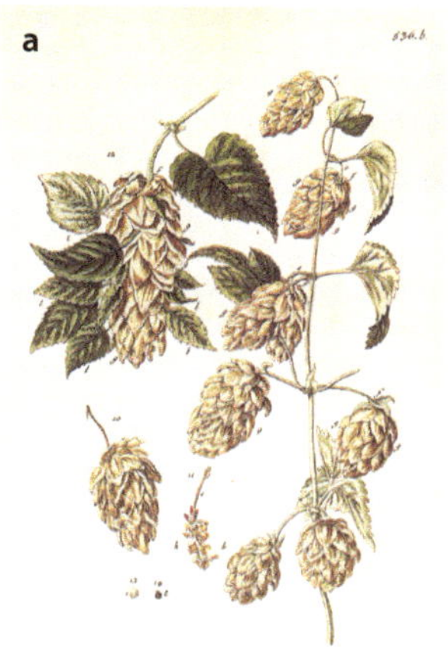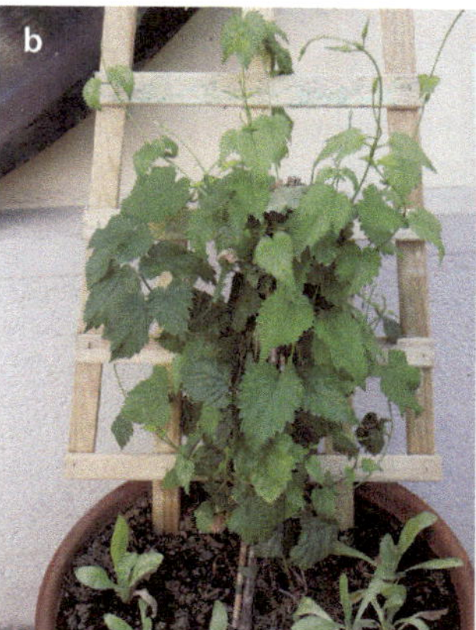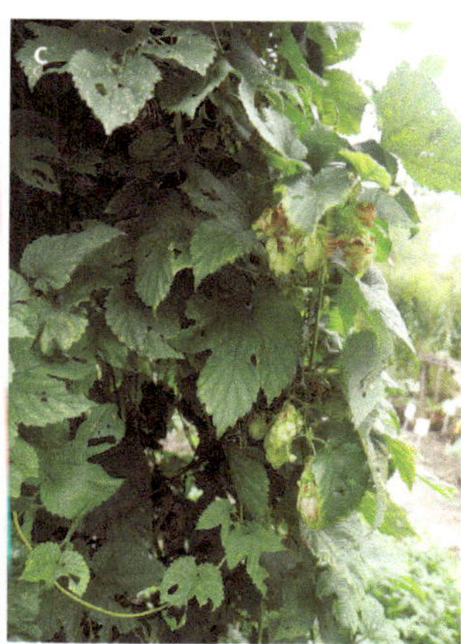

◘ Abb. 5.3   **a, b** Hopfen, **c** Hopfenzapfen

für sie – das ist die Grenze zu meiner Freizeit, jetzt habe ich Zeit für mich, meine Familie, meine Hobbys. Der Arbeitstag ist vorbei. Jetzt beginnt die Erholung. Menschen, die ihre Arbeit mit nach Hause nehmen oder bis spät in die Nacht im Büro sitzen, sollten öfters mal am Abend ein Glas Bier trinken. Jedoch zu beachten dabei ist die Dosis. Schon Paracelsus sagte: „Die Dosis macht das Gift." Das Glas Bier hilft, runterzukommen, zu entspannen und loszulassen. Es lenkt die Gedanken von der täglichen Verantwortung hin zu Abschalten, Freizeit, Ruhe und Muße. Die Spannungen, die sich über den Tag aufgebaut haben, können sich lösen und die Stimmung wird heiter und fröhlich.

Der Hopfen wirkt auch gut schlaffördernd. Durch das Loslassen der inneren Anspannung kommen das Nervensystem und das Herz zur Ruhe, die Atmung wird tiefer, was das Einschlafen erleichtert.

Mönche entdeckten den Hopfen im 8. Jhd. für die Bierbrauerei. Die Griechen und Römer benutzten ihn als Gemüse. Paracelsus empfahl ihn bei Schlafstörungen. Kräuterpfarrer Weidinger war der Meinung, dass der Hopfen Bescheidenheit, Schlichtheit und Einfachheit vermittle, den Sinn für das rechte Maß im Leben und die wahren Proportionen, in der Zurückhaltung bei der Beurteilung anderer, in der Mäßigung der eigenen Ansprüche und Bedürfnisse, in der Bereitschaft zur Demut und im unbestechlichen Sinn für Wahrheit und Wirklichkeit, in der Gestalt des sanften Weisen. Überreizte Triebe werden besänftigt, der Wille in die richtigen Bahnen gelenkt und eine allgemeine Entspannung gefördert.

■ Vorkommen
Europa, gemäßigte Zonen

■ Verwendete Pflanzenteile
- Hopfenzapfen – *Lupuli flos*
- Hopfendrüsen – *Lupuli glandula*
- Wurzeln – *Lupuli radix*

Die weiblichen Hopfenzapfen (◘ Abb. 5.3c) werden im September, bevor die Samen reifen, gesammelt, an einem schattigen Ort getrocknet und in dicht schließenden Gefäßen aufbewahrt. Sie müssen beim Zerreiben kräftig gewürzhaft riechen. Die Hopfendrüsen, auch Hopfenmehl oder Hopfenstaub genannt, werden im Herbst von den frischen, getrockneten, weiblichen Fruchtzapfen durch Abschlagen in einem Haarsieb gewonnen. Ausbeute etwa 10 %

■ **Inhaltsstoffe**

Terpenoide wie Phloroglucinderivate Acylphloroglucide, Hopfenbitterstoffe im Hopfenharz, Lupulon, Humulon, ätherisches Öl mit mehr als 170 Mono- und Sesquiterpene wie Myrcen, Humulen, Caryophyllen, 2-Methyl-3-buten-2-ol, Gerbstoffe mit oligomeren Proanthocyanidinen, Flavonoide wie Quercetin- und Kämpferolglykoside, Chalkon wie Xanthohumol, Prenylchalkone wie Xanthogalenol

■ **Wirkung**

Beruhigend, nervenstärkend, schlaffördernd, krampflösend, magenstärkend, galleflussanregend, verdauungs-, menstruationsfördernd, antibakteriell

■ **Einsatzgebiete**

Schlaflosigkeit, nervöse Einschlafstörungen, nicht abschalten können, nervöse Magen-, Darmbeschwerden (in Kombination mit Apfelschalen), nervöse Herzstörungen, Verdauungsprobleme durch Ärger, Zorn und Frust (in Kombination mit Kamille), Unruhe, Übererregbarkeit, Reizbarkeit, Nervosität, nervöse Erschöpfung (in Kombination mit Lavendel) körperliche und seelische Verspannungen, Herzneurosen, Amenorrhoe, Wechseljahrbeschwerden mit Unruhe, Reizbarkeit, Spannungskopfschmerzen und Migräne (in Kombination mit Melisse), Appetitlosigkeit, Verstopfung, Menstruationsstörungen, Unruhe und Schlafprobleme in den Wechseljahren, Stärkungsmittel, zu wenig Magensäure und Verdauungsschwäche (in Kombination mit Tausendguldenkraut)

Die jungen Sprosse bzw. Wurzeln werden im Frühjahr wie die vom Spargel als Gemüse gegessen.

Nach Kräuterpfarrer Weidinger führt der Hopfen zu Bescheidenheit. Die überreizten Triebe werden besänftigt und der Wille in die richtigen Bahnen gelenkt.

■ **Zubereitungen**
— Tee
— Tropfen
— Bäder
— Bier

5.1.4 **Lavendel**

Lavandula officinalis L.
    Lavandula angustifolia MILL.
    Lippenblütler
Der Lavendel (■ Abb. 5.4) ist heute eine der bekanntesten und am meisten verwendeten Heilpflanze. Lavendelduft, Lavendelsäckchen, Lavendeltee, Lavendelbäder, Lavendelbilder – heute begegnet man dem Lavendel überall. Alleine ein Lavendelfeld be-

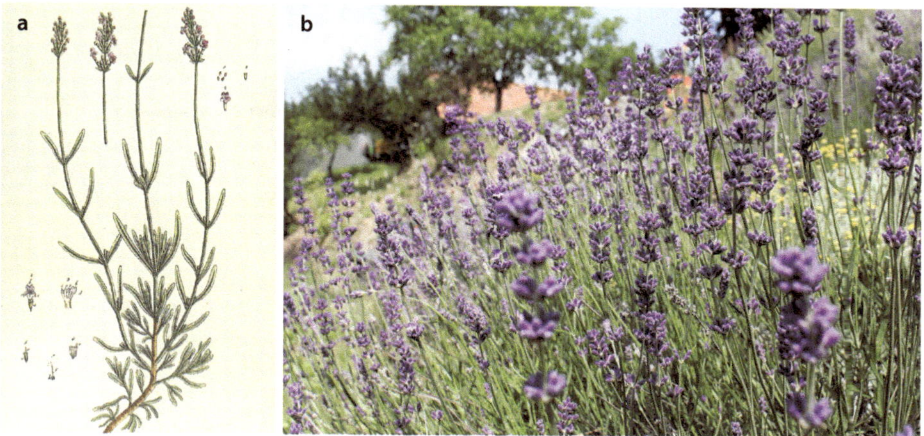

◘ **Abb. 5.4**   **a, b** Lavendel

trachtend, beruhigt schon unseren Geist. Die violette Farbe gibt Hinweis auf seinen Bezug zu unserem psychisch-geistigen Bereich.

Sein Name kommt von *„lavare"*, was soviel wie „waschen", „reinwaschen" oder „klären" heißt. Der Lavendel ist in der heutigen Zeit eine große Heilpflanze für unseren Geist. Er gibt Ruhe und Kraft, lässt Dinge anschauen, um sie klären zu können. Er macht einen klaren Blick auf Situationen oder hilft, Dinge in Ruhe anzuschauen oder klare Entscheidungen treffen zu können.

Der Lavendel ist auch eine gute Heilpflanze für das cholerische Grundtemperament, für erhitzte Gemüter, die vor Wut nicht mehr klar sehen und denken können. Diese Emotionen, die immer wieder hochkochen, können gut beruhigt und in kreative Bahnen gelenkt werden. Gleichzeitig wird die Leber und Galle gestärkt. Alle Emotionen, Aggressionen, Autoaggressionen werden in unserem Körper vom Leber/Galle-System verarbeitet.

Der Lavendel hilft auch Menschen, die ihre Aggressionen nach innen oder gegen sich selbst richten. Die aufgestauten Gefühle können dann nicht losgelassen werden. Die Heilpflanze hilft, diese Gefühle anzusehen, zu lösen, sie aufzuarbeiten und gehen zu lassen.

■ **Vorkommen**

Europa

■ **Verwendete Pflanzenteile**

Blüten – *Lavandulae flos*

Die Blüten werden vor dem vollständigen Entfalten gesammelt, sorgfältig getrocknet und aufbewahrt.

■ **Inhaltsstoffe**

Ätherisches Öl v. a. Monoterpene wie R(-)-Linalylacetat, Linalool, Terpinen-4-ol, Lavandulylacetat, Gerbstoffe wie Rosmarinsäure, Phytosterole, Triterpene

■ **Wirkung**

- Psyche: entspannend, reinigend und klärend, gleicht aus, fördert Energiefluss und Klarheit im Geiste, Entscheidungshilfe, reguliert die innere Balance, fördert den Schlaf, löst seelische Verspannungen und aufgestaute Gefühle, lindert Reizbarkeit und Aggressionen, beruhigend, nimmt Verzweiflung, beruhigt das Nervensystem und die Herznerven, nimmt Prüfungsangst, ausgleichend bei Nervenschwäche, herzstärkend
- Körper: krampflösend, entblähend, muskelentspannend, antiseptisch, kreislaufregulierend, blutdrucksenkend, lindert Insektenstiche, wundheilend, regt Gallenproduktion an, verdauungsfördernd
- Ätherisches Öl: antibakteriell, antimykotisch, krampflösend, entzündungshemmend, antihistaminisch, schmerzstillend, desodorierend, reinigt, klärt, ausgleichend, neuralgische Ohrenschmerzen (1 Tropfen auf Watte – abends in das Ohr geben)

■ **Einsatzgebiete**

Unruhezustände, Einschlafstörungen, funktionelle Oberbauchbeschwerden, funktionelle Kreislaufstörungen, Verspannungen, Depressionen, Angst, Lebermittel, Verletzungen, Knochenmittel, Haarwuchs, Gehör, Blähungen, Kolik, Herzstärkung, Schlaganfall, Ohnmacht, Zahnschmerzen, Schwindel, Zittern, Krämpfe

äußerlich bei Verrenkungen, Quetschungen, Blutunterlaufungen, Verletzungen sehniger und flechsiger Teile, Gicht, Rheuma

Ätherisches Öl – 1. Hilfe Öl in der Aromatherapie bei Verbrennungen, Insektenstichen, weiters Ekzeme, Akne, Cephalgien, Ulcera, Herpes simplex, Furunkel, Karbunkel, Abszesse, Pruritus

■ **Zubereitungen**

- Tee
- Tropfen
- Dragees, Filmtabletten, Kapseln
- Bäder
- Umschläge, Massageöle, Bäder

> **Beruhigungs- und Schlaftee**
> 5,0 Lavendel
> 10,0 Lindenblüten
> 10,0 Orangenblüten
> 10,0 Rosenblüten
> 10,0 Passionsblume
> 10,0 Veilchenblüten

5.1.5 Linde

Tilia platyphyllos SCOP. (Sommerlinde)
Tilia cordata MILL. (Winterlinde)
Lindengewächs
Bei den Germanen war die Linde der Göttin der Liebe geweiht. Lindenbäume wurden im Zentrum von Dörfern gepflanzt, um die Dorfgemeinschaft zu stärken und ein

Abb. 5.5 Lindenblüten

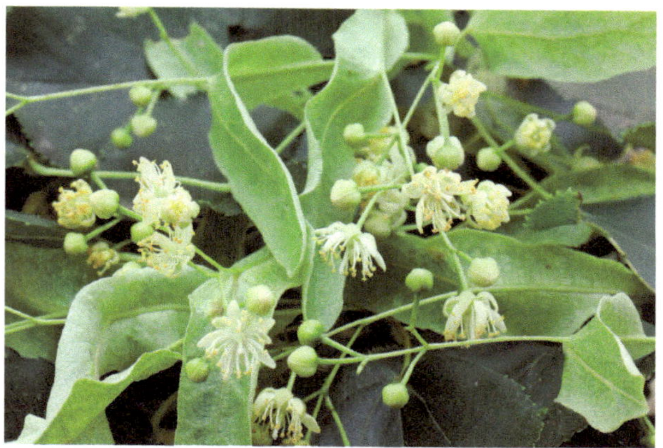

friedliches Zusammensein zu fördern. In der Nähe von Höfen oder Wohnhäusern gepflanzt, sollte die Linde Glück, Liebe und Fruchtbarkeit schenken. Unter Linden fühlte sich jeder wohl. Auch heute noch ist es ein besonders wohltuendes Gefühl, unter einer Linde eine Rast zu machen oder sich zu entspannen. Der honigartige Geruch der Blüten (**Abb. 5.5**) führt zu einer Entspannung des Nervensystems.

Die Linde kann unter idealen Bedingungen bis zu 1000 Jahre alt werden. Leider gibt es heute immer weniger Linden, da die Bäume die Umweltbedingungen nicht gut vertragen.

Vorkommen
Europa

Verwendete Pflanzenteile
Blüten – *Tiliae flos*
Knospen – *Tiliae gemmae*
Man sammelt die Blüten mit den Flügelblättern bei heiterem Wetter, trocknet und bewahrt sie teils ganz, teils geschnitten auf. 7 Teile frische Blüten geben 2 Teile getrocknete.

Inhaltsstoffe
Blüten: Flavonoide wie Quercetinglykoside Rutin, Hyperosid, Quercitrin, Isoquercitrin, Rhamnoxylosid, Kämpferolglykoside wie Astragalin, Tilirosid, 3-Gluco-7-rhamnosid, 3,7-Dirhamnosid, Schleim v. a. Arabinogalactane, ätherisches Öl v. a. Monoterpene wie Linalool, Geraniol, Cineol, Carvon, Campher, Thymol, Carvacrol, Anethol, Eugenol, Benzylalkohol, 2-Phenylethanol, Essigsäure- und Benzoesäureester, weitere 60 Komponenten, ß-Caryophyllen, Gerbstoffe wie Catechin- und Gallocatechine, Procyanidine, Phenolcarbonsäuren wie Chlorogensäure, Kaffeesäure, Cumarsäure

Wirkung
Blüten: beruhigend, harmonisierend, wohltuend, krampflösend, hustenreizlindernd, immunsystemstärkend, schweißtreibend
Schweißtreibend wirken die Lindenblüten nur dann, wenn eine Erkältung oder Grippe im Anflug ist.

Lindenblütenknospen: beruhigend, ausgleichend, angstlösend, schlaffördernd, verkürzen die Einschlafzeit, erhöht die Durchschlafzeit, beruhigen das Herz und den Herzschlag, heilungsfördernd bei Neuralgien, leicht blutdrucksenkend, abschwellend, macht den Körper warm, wirkt einhüllend und schützend, beruhigen hyperaktive Kinder

Lindenholzkohle: reinigt, stärkt, kräftigt, blutreinigend, antiseptisch

Saft der mittleren Rinde: blutreinigend, heilt Entzündungen und Verbrennungen

■ **Einsatzgebiete**

— Blüten: Katarrhen der Atemwege, Erkältungen, Grippe, Unruhezustände, Schlafprobleme, Verschleimungen der Lunge, Atemwege und Niere, Schwindel, Schlaganfall, geschwollene Füße, Bleichsucht, Blähungen, überschüssige Magensäure, Sodbrennen, Krampf-, Bluthusten, Störungen der Galle, Leberkrankheiten, nächtliche Schweißbildung, Brustschmerzen, Schwäche

— Knospen: nervöse Gastritis, nervöse Erregungs-, und Spannungszustände, Neuralgien, Angstzustände, Schlaflosigkeit, Konzentrationsschwäche, hoher Blutdruck, Trauer, Depressionen, hyperaktive Kinder

— Kinder, die Angst vor der Dunkelheit oder Gespenstern haben und dadurch nicht einschlafen können

— Lindenholzkohle: krampfartiges Erbrechen, starker Auswurf, Lungen- und Lebererkrankungen, Galleleiden, Halsentzündungen, Kraftlosigkeit und Erschöpfung nach hektischem Fieber, Kopfschmerzen durch Kopfverschleimung, verschlagener Schnupfen, chronische Nasenkatarrh, Krampf-, Bluthusten, Störungen der Galle, nächtliche Schweiße, Bleichsucht, schlechte Verdauung, Nervenreiz, Schwindel, Lupus, Eiter, Ausschlag, Flechten

— Samen: sehr ölhaltig, kann zu einer Art Schokolade verarbeitet werden

— Blätter: im Mai in der Früh gesammelt, im Schatten getrocknet, in Wein und Wasser gekocht und längere Zeit getrunken, ist ein zuverlässiges Mittel gegen die Bleichsucht

— Rinde: mit Wasser erweicht, erhält man einen Schleim, der bei Wunden und Geschwüren kühlend und heilend wirkt

Bei Nervosität, Angst oder Überreizung hilft auch gut vor dem Schlafengehen ein Lindenblüten-Bad oder Fußbad vielleicht in Kombination mit Grünem Hafer. Die Wärme hilft auch Kindern, sich zu beruhigen und zu entspannen

■ **Zubereitungen**

— Lindenknospen aus der Gemmotherapie

— Tee

— Bäder

— Inhalationen

Lindenblüten Bad

50 g Lindenblüten mit 1 Liter kochenden Wasser übergießen, 10 min ziehen lassen und in ein Vollbad gießen, dann ein Bad nehmen, nachruhen oder vor dem Schlafengehen baden

5.1.6 Melisse

Melissa officinalis **L.**
Lippenblütler

Die Melisse (Abb. 5.6) mit ihrem sanften, allheilenden Wesen ist für jeden Menschen eine Wohltat. Sie erfüllt uns mit tiefer Ruhe und inneren Frieden. Aufgrund ihrer beruhigenden Eigenschaften fördert sie auch das Einschlafen und verhilft zu einem ruhigen, tiefen Schlaf.

- **Vorkommen**

Mittelmeergebiet und Westasien, heute weltweit verbreitet

- **Verwendete Pflanzenteile**

Blatt – *Melissae folium*

Die Melissenblätter werden zur Zeit der Blüte gesammelt, im Schatten getrocknet und gut verschlossen aufbewahrt. 4 Teile frische Blätter geben 1 Teil getrocknete.

- **Inhaltsstoffe**

Hydroxyzimtsäurederivate wie Rosmarinsäure, Chlorogensäure, Kaffeesäure, Flavonoide, Triterpene, ätherisches Öl mit Citral, Geranial, Neral, R-(+)-Citronellal, β-Caryophyllen, Caryophyllenepoxid, Germacren D, 6-Methyl-5-hepten-2-on, Geranylacetat, Methylcitronellal, α-Copaen, Nerol, Monoterpenglykoside, weitere Glykoside

- **Wirkung**

Beruhigend, ausgleichend, macht nicht müde, herzstärkend, verbessert das Befinden bei nervlicher Belastung, krampflösend, entblähend, antimikrobiell, antiviral, antibakteriell, kräftigend, magenstärkend

Abb. 5.6 Melisse

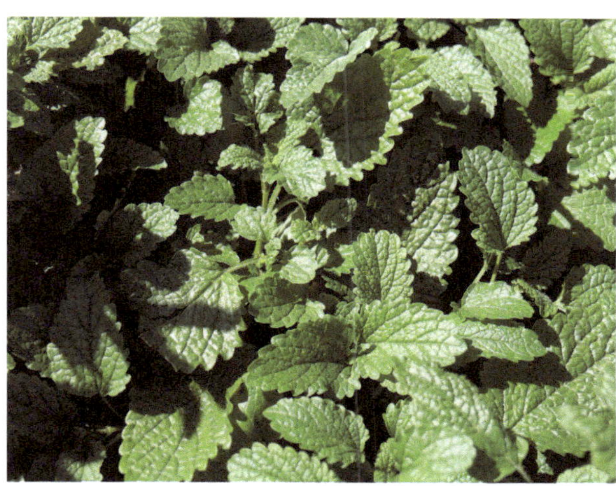

■ **Einsatzgebiete**

Nervosität, nervöse Herzbeschwerden, Herzklopfen, Schwindel, Ärger, Sorgen, Stress, Abgespanntheit, nervöse Verdauung, Überarbeitung, Melancholie, Hysterie, Nervenentzündungen, funktionelle Magen-Darm-Störungen, nervöser Magen, psychovegetative Herzstörungen, Dysmenorrhoe, Gallenleiden, hypertone Dyskinese, Herpes simplex, Kreislaufschwäche, nervöse Migräne, Gedächtnisschwäche, unruhige Träume, Unterleibsleiden

Der Saft der Melisse, mit Zucker eingekocht, hilft melancholischen Menschen, vertreibt schwermütige Gedanken, stärkt das schwache Herz, stillt Bauchgrimmen und ist gut für den kalten Magen.

Gegen kalte Füße, die ein unbehagliches Gefühl verursachen und oft verschiedene Krankheiten herbeiführen, vermische man 30 g Melissengeist oder Melissentinktur mit 30 g Arnikatinktur und reibe morgens und abends die Füße mit einem Kaffeelöffel voll ein. Dies stärkt den ganzen Körper und gibt den Nerven Elastizität. Durch dieses Mittel schützt man sich nicht nur gegen Erkältung der Füße, sondern es fördert auch die Durchblutung der Gefäße im Beinbereich.

■ **Zubereitungen**

- Tee
- Tropfen
- Melissengeist
- Beruhigungs- und Entspannungs-Bäder
- Dragees, Filmtabletten, Kapseln
- Fieberblasensalben

> **Schlaftropfen**
> - Melisse
> - Passionsblume
> - Fenchel
> - Goldmohn

5.1.7 **Nadelbäume**

Tanne (*Abies alba, Kieferngewächs*)
   Fichte (*Picea obovata, Kieferngewächs*)
   Latschenkiefer (*Pinus mugo, Kieferngewächs*)
   Zirbe, Zirbelkiefer (*Pinus cembra, Kieferngewächs*)
   Kiefer (*Pinus silvestris, Kieferngewächs*)
   Douglasie (*Pseudotsuga douglasii, Kieferngewächs*)

Die Nadelbäume (z. B. die Tanne, ◘ Abb. 5.7) fördern durch die vielen besonderen Wirkstoffe, die sie in ihren Nadeln und Holz enthalten, wie ätherische Öle oder Harze die Durchblutung der Lunge und der Bronchien und lassen besser und tiefer ein- und durchatmen. Dadurch kommt es zu einer tiefen Entspannung des Nervensystems. Anspannungen, Druckgefühl auf Brust- und Herzgegend lassen nach und das Einschlafen

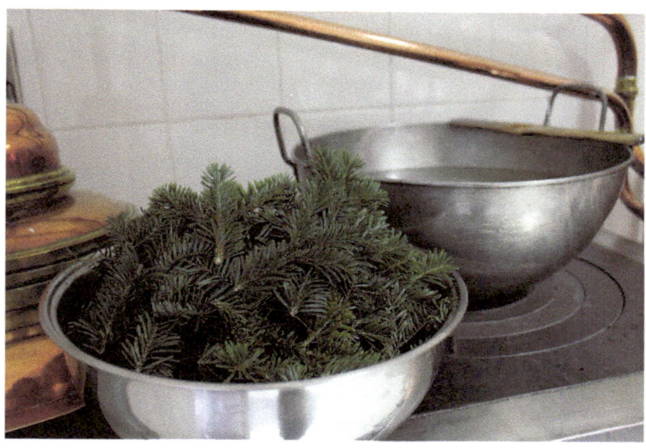

Abb. 5.7 Tannenzweige, Tannensalbe

wird gefördert. Angewendet werden Zubereitungen wie alkoholische Auszüge aus Nadeln und Zweigen oder das ätherische Öl in Duftlampen, Badezusätzen, Sauna oder Duftsäckchen.

5.1.8 Orangenblüten

Citrus aurantium L. ssp. *aurantium*
Rautegewächs

Die Orangenblüten haben einen sehr angenehmen, honigartigen Geruch und Geschmack und werden gerne in Tee- oder Tropfenmischungen angewendet. Bekannt sind sie auch unter dem Namen Neroliblüten, Pomeranzenblüten oder Bitterorangenblüten (**Abb. 5.8**).

■ Vorkommen

Kultiviert werden sie in Südeuropa und in subtropischen Klimazonen bis Mexiko.

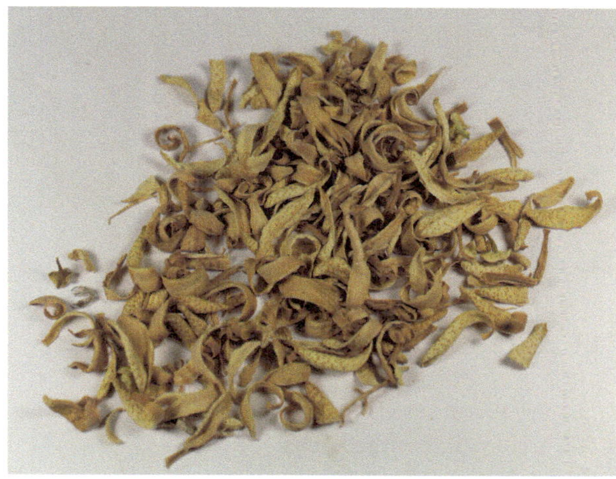

Abb. 5.8 Orangenblüten

■ **Verwendete Pflanzenteile**

Geschlossene Blütenknospen – *Aurantii amari flos*

■ **Inhaltsstoffe**

Flavonoide wie Naringin, Neohesperidin, Naringenin, Eriocitrin, Luteolin, ätherisches Öl v. a. aus Monoterpene wie Linalool, Linalylacetat, Limonen, ß-Pinen, Sesquiterpene wie Nerolidol, Farnesol, Anthranilsäuremethylester, Bitterstoffe vom Typ Linonoide

■ **Wirkung**

Beruhigend, angstlösend, steigern innere Ruhe und Wohlbefinden, sehr gut für Kinder geeignet

■ **Einsatzgebiete**

Schlafstörungen, Angst, innere Unruhezustände, Nervosität, nervöse Depressionen, geistige Erschöpfung, Spannungszustände

■ **Zubereitungen**

- Tee oder Teemischungen: 1 kleiner Teelöffel auf 200 ml heißem Wasser, 5 min ziehen lassen, abseihen, bei Bedarf oder vor dem Schlafengehen 1–2 Tassen trinken
- Tropfen oder Tropfenmischungen: 1–3× täglich 10 Tropfen in Wasser verdünnt einnehmen
- Ätherisches Öl: Das ätherische Öl Neroli wird durch Wasserdampfdestillation aus den Blüten gewonnen. Für 1 Liter Öl werden 850 kg Blüten benötigt. Es hat eine sehr starke Wirkung auf die Psyche und wird in der Aromatherapie auch „Angst- oder Prüfungsöl" genannt. Seine Wirkung ist angstlösend, antidepressiv, nervenberuhigend bei inneren Unruhezuständen, Anspannungen, Stress, geistige Erschöpfung, emotionaler Schock, Schockzustände, herzberuhigend bei Bluthochdruck, krampfartigen Herzbeschwerden, Herzklopfen oder Tachykardie. Eingesetzt wird es in Form von Inhalationen, Duftlampe, Badezusatz oder auf Dufttücher, die man sehr praktisch in der Tasche mitnehmen und in Notfällen daran riechen kann. Weitere Wirkungen des ätherischen Öles sind antibakteriell, antiparasitär, krampflösend, stärkend auf Leber und Bauchspeicheldrüse.

Schlaftee für Kinder
- Orangenblüten
- Kakaoschalen
- Vanille
- Lindenblüten
- Apfelstücke

5.1.9 Passionsblume

Passiflora incarnata **L.**
   Passionsblumengewächs

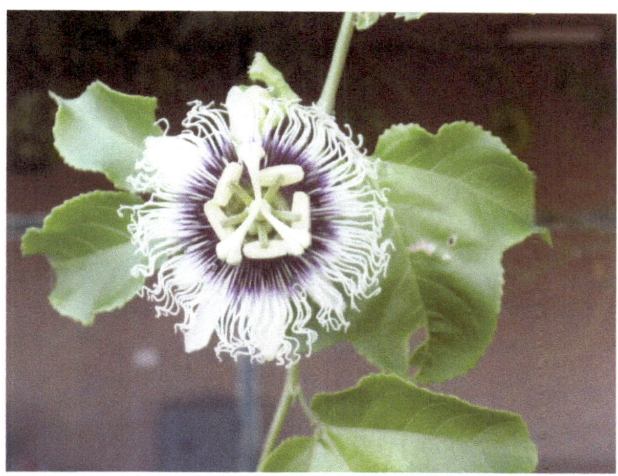

Abb. 5.9 Passionsblumenblüte

Die Passionsblume (Abb. 5.9) wird gerne in Schlafmischungen verwendet, da sie hilft, innerlich zur Ruhe zu kommen, um leichter abschalten und dadurch leichter einschlafen zu können. Gedankenkreisen, unaufgearbeitete Situationen, Sorgen, Kummer oder Kränkungen führen zu innerer Unruhe, Fahrigkeit und Nervosität. Hier hilft die Passionsblume wieder in die Mitte zu kommen und das Nervensystem zur Ruhe zu bringen. Damit wird ein ruhiger Schlaf gefördert und unruhige Träume werden weniger.

■ **Vorkommen**

Heimisch in Nord-, Mittel-, Südamerika

■ **Verwendete Pflanzenteile**

Blühendes Kraut – *Passiflorae herba*

■ **Inhaltsstoffe**

Flavonoide wie *C*-Glykosylflavone wie Isovitexin-2″-glucosid, Schaftosid, Vicenin-2, Isoorientin-2″-glucosid, Isoorientin, Isovitexin, Swertisin, Saponarin, Saccharose, Fructose, Glucose, Raffinose, Polysaccharide, freie Aminosäuren, Glykoproteine, ätherisches Öl mit Limonen, α-Pinen, Cumen, Zizaen, Zizanen, Terpene, Gynocardin, Harman-Alkaloide

■ **Wirkung**

Nervenberuhigend, krampflösend, angstlösend, schmerzlindernd, löst nervöse Anspannungen und harmonisiert das innere Gleichgewicht, besänftigt auf emotionaler Ebene

■ **Einsatzgebiete**

Unruhiger Schlaf, innere Unruhe, Fahrigkeit, Reizbarkeit, hektischer Berufsalltag, Angstzustände, Schlaflosigkeit, Nervosität, Neurasthenie, neurovegetative Dystonie, Neuralgien, Kopfschmerzen, Krampfzustände, Verspannungen, Hyperaktivität, Stimmungsschwankungen, depressive Verstimmungen, Überempfindlichkeit auf Lärm und Licht, nervöse oder krampfartige Herzbeschwerden, Leistungsschwäche mit Spannungen und Unruhe

■ Zubereitungen
- Tee
- Tropfen
- Bäder
- Dragees, Filmtabletten, Kapseln

Die homöopathische Zubereitung *Passiflora incarnata* wird bei Schlaflosigkeit, Folgezuständen von Morphinismus, Neurasthenie und vegetativer Nervosität eingesetzt. Das Mittel wirkt auf das Zentralnervensystem beruhigend, ohne müde zu machen.

> **Schlaftrunk**
> Je 5 g Passionsblume, Hopfen, Melisse, Orangenblüten und Lindenblüten mit 150 ml Malaga-Wein aufkochen, 10 min ziehen lassen, abseihen und vor dem Schlafengehen ein kleines Gläschen trinken

5.1.10 Schlafmohn

***Papaver somniferum* L.**
   Mohngewächs

In der Antike war der Mohn mit seinen roten Blüten (■ Abb. 5.10) und den zahlreichen Samen der Kornmutter Demeter zugesprochen und galt als Symbol für Fruchtbarkeit. Seit Urzeiten wurden die Samen Hochzeitsspeisen hinzugegeben.

Wegen seiner betäubenden Wirkung stand der Mohn als Attribut von Morpheus und Hypnos, den Göttern für Traum und Schlaf, für Schlaf und Vergessen. Im Mittelalter nannte man Narkotika enthaltende Arzneimittel „*Laudana*", der Ausdruck „*Laudanum*" für Opium ist geblieben.

Die erste Gewinnung des Opiums mittels Einschnitte in die Mohnköpfe lehrte Diagoras (380 v. Chr.). Celsus und andere frühe Ärzte schätzten die erstarrenden Tropfen zum Erzeugen von Schlaf, zur Beruhigung von Erregungs-, Angst- und Panikzuständen und zur Linderung von Schmerzen. Auch heute noch könnte man sich ohne die Alkaloide aus dem Opium eine Schmerztherapie gar nicht vorstellen. Paracelsus verwendete für seinen Heilschlaf vor allem Pflanzen wie Alraune, Einbeere, Bilsenkraut, Schlafmohn und Opium.

Weniger bekannt ist die Anwendung von Opium als Stopfmittel bei schweren, schmerzhaften, krampfartigen Durchfällen, eines der an schnellsten und stärksten wirksamen Mittel. In der frühen ägyptischen, griechischen und arabischen Medizin wird seine stopfende Wirkung beschrieben.

Kombiniert wird Opium dabei gerne mit Blutwurz und Belladonna, der Tollkirsche. Die Anwendung unterliegt dem Betäubungsmittelgesetz und ist auf wenige Tage beschränkt. Es wird ausschließlich bei sehr schweren Formen von Durchfall angewendet.

■ Vorkommen
Beheimatet im Vorderen Orient war der Mohn schon im Altertum bei uns bekannt.

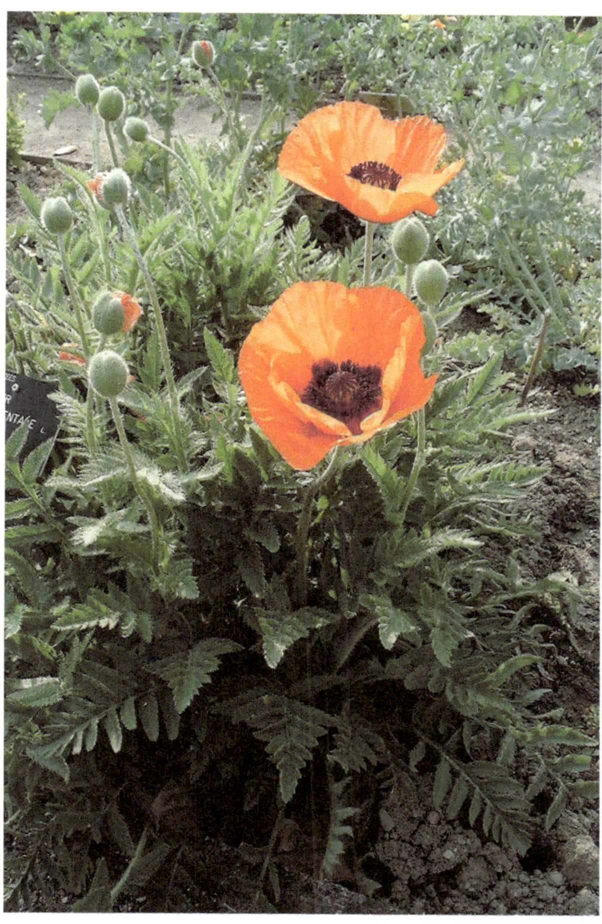

Abb. 5.10 Schlafmohn

Eine Kultivierung hat sich nicht durchgesetzt, da beim Einritzen und Ernten des Milchsafts viel Handarbeit notwendig ist. Im Orient machen das meist Kinder und Frauen.

- **Verwendete Pflanzenteile**
- Kapseln
- Mohnstroh
- Mohnsamen
- Opium – der eingetrocknete Milchsaft aus der Kapsel

- **Inhaltsstoffe**

In allen Teilen der Pflanze, besonders aber in den Kapseln, befinden sich Opiumalkaloide. Das Hauptalkaloid ist Morphin, daneben Codein, Papaverin, Narcotin, Noscarpin, Thebain, Laudanin, Protopin, Cotarnolin, Cryptopin, Narcein und Laudanosin, weiters Holocellulose, Lignin, Pentosane, Pektine, p-Cumar-, Kaffeesäure, Phenoloxidase, Mekonsäure, Weinsäure, Citronensäure, Kohlenhydrate

■ Wirkung

Stopfend, krampflösend (Papaverin), schmerzstillend (Morphin), beruhigend, hypnotisch, hustenreizstillend (Codein), kaum antidepressiv, da neben Morphin und Codein auch noch die zentral erregenden Wirkstoffe Noscarpin und Thebain enthalten sind

■ Einsatzgebiete

Scherzen, Schlaflosigkeit, Kongestionen, Verminderung der aufgereizten Sensibilität, Durchfälle nicht entzündlicher Art, Ruhr, Cholera, Wechselfieber, Neuralgien, nervöse und krampfhafte Zustände, Delirium tremens, Tetanus, asthenisches Fieber und asthenische Entzündungen, asthenische Blutflüsse, Bluthusten, Krämpfe mit Schweiß, Hysterie

Äußerlich zu Einreibungen, Verbandsalben, Pflastern, Augenwassern wegen seiner beruhigenden Eigenschaften, teils aber auch, weil es zugleich tonisch, kräftig erregend, belebend und heilend wirkt, Einreibungen bei Rheuma, Arthritis, Gelenksschmerzen

Cave: Nicht bei entzündlichem Fieber, Stockungen in den Unterleibseingeweiden, große Reizbarkeit mit plethorischem Zustande, Kinder!

Nerven-Sinnes-System

© Springer-Verlag GmbH Deutschland, ein Teil von Springer Nature 2020
A. Riffel, *Heilpflanzen für Nerven, Psyche und Schlaf*,
https://doi.org/10.1007/978-3-662-60344-4_6

6.1 Heilpflanzen zur Stärkung der Nerven und Förderung der Konzentration

6.1.1 Hafer

Avena sativa L.
   Süßgräser

Der Hafer (▣ Abb. 6.1) ist als Getreide bestens bekannt. In der Heilkunde wird der Grüne Hafer zur Nervenstärkung eingesetzt.

▣ **Abb. 6.1** Hafer

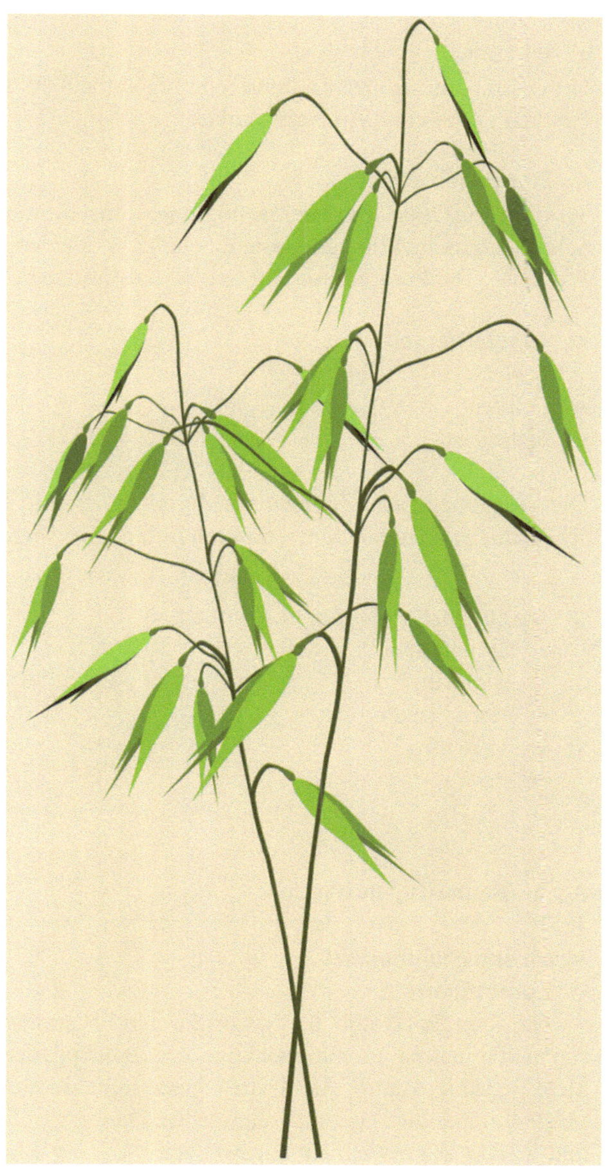

■ **Verwendete Pflanzenteile**
- Früchte – *Avenae fructus*
- Kraut – *Avenae herba*
- Grüner Hafer – *Avenae herba recens*
- Haferstroh – *Avenae stramentum*

■ **Inhaltsstoffe**

Indol-Alkaloid Avenin, Aminosäuren, Eiweiße, B-Vitamine, Vitamin K, Vitamin E, Provitamin A, Phosphor, Eisen, Cobalt, Mangan, Zink, Aluminium, Kalium, Bor, Jod, Kieselsäure

■ **Wirkung**

Nervenstärkend, konzentrationsfördernd, aufbauend, fördert den Gedankenfluss, unterstützt Lernen und Aufmerksamkeit

■ **Einsatzgebiete**

Schwächezustände, nervöse Erschöpfung, Konzentrationsprobleme von Kindern in der Schule, Lernschwäche, überlastete Schüler, Studenten, Lehrer und Manager, Nervenschwäche, Tonikum, Kreislaufmittel, Sexualstörungen, Raucherentwöhnung

■ **Zubereitungen**
- Tee
- Tropfen
- Badezusatz

Die homöopathische Zubereitung *Avena sativa* wird bei Schlaflosigkeit, nervöse Erschöpfung, mangelnde Konzentration infolge von Sorgen, Herzklopfen

Tee zur Förderung der Konzentration
- Grüner Hafer
- Taigawurzel
- Passionsblume
- Rosmarin
- Ingwer

6.1.2 Kamille, echte

Matricaria chamomilla L.
Korbblütlern

Die Kamille (◘ Abb. 6.2) gehört zu den bekanntesten und beliebtesten Heilpflanzen. Für mich ist sie eine wichtige Kinderheilpflanze, die aus der Kinderheilkunde nicht wegzudenken ist. Als Arzneipflanze sollte sie nicht mit der Geruchlosen Kamille (*Matricaria inodora*) verwechselt werden. Diese ist größer, fester und höher, riecht nicht und wird medizinisch nicht angewendet.

▣ Abb. 6.2 Echte Kamille

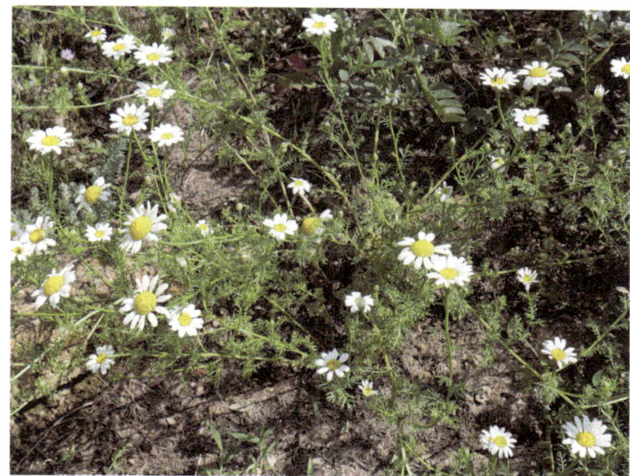

■ Vorkommen

Sie kommt in Mitteleuropa wild vor auf Feldwegen, Äcker oder in Gärten.

■ Verwendete Pflanzenteile

Blütenköpfe – *Matricariae flos*

Die Blütenköpfe werden von den vom Mai bis August blühenden Pflanzen bei trockenem Wetter möglichst kurzstielig gepflückt, ohne Verzug in dünner Schicht auf einem luftigen Trockenboden aufgestreut und, sobald sie genügend trocken sind, in dicht schließende Gefäße gefüllt. 5 Teile frische Kamille geben 1 Teil getrocknete.

Der beste Zeitpunkt zum Einsammeln der Blütenköpfe ist der 3.–5. Tag nach Aufblühen. Die Blüten sollten nicht über 45 Grad, am besten auf einem luftigen Dachboden, getrocknet werden.

■ Inhaltsstoffe

Ätherisches Öl mit Bisabolol, Farnesen, Chamazulen, Matricin, Guaian-Derivate Spathulenol, Chamaviolin, Guaianolide wie Matricarin, Desacetylmatricarin, über 30 Flavonoide wie Apigenin, Apigenin-7-O-Glucosid, Quercetin, Chryseriol, Lutein, Patuletin, Rutin, Hyperosid, Comosiin, Cumarine wie Umbelliferon, Herniarin, Aesculetin, Cumarin, Scopoletin, Isoscopoletin, Anissäure, Kaffeesäure, Vanillinsäure, Syringasäure, Schleim wie Fructan vom Inulin-Typ und weitere Inhaltsstoffe

■ Wirkung

Nervenstärkend, beruhigend, krampflösend, schmerzstillend, entzündungshemmend, gegen Blähungen, desinfizierend, bakteriostatisch (Kamillentee bei Infektionskrankheiten), fungistatisch

■ Einsatzgebiete

Als leichtes Beruhigungs- und Schlafmittel, Nervosität, Nervenleiden, Schreckhaftigkeit, akuter Gastritis durch nervliche Belastungen, Brust- und Halskrämpfe bei Angst und Schreck, gestörte Verdauung wegen Zorn, psychisch bedingte Magenkrämpfe mit

Druck aufs Herz, kurzer Atem, nervöser Durchfall, unspezifische Bauchschmerzen der Kinder, Haut-, Schleimhautentzündungen, bakterielle Hauterkrankungen, Beschwerden der Mundhöhle, Zahnfleisch, entzündliche Erkrankungen des Nieren-Blasen-, Magen-Darm-Trakts, Krämpfe, Blähungen, rheumatische, ziehende Gliederschmerzen, Zahnschmerzen nach Essen und Trinken, leeres saures Aufstoßen, Übelkeit, Brechreiz, Krämpfe im Unterleib, bitterer und saurer Geschmack im Mund, Appetitlosigkeit, rheumatisch-ziehend-reißende Gliederschmerzen, vor allem in den Gelenken, nachts schlechter, mit Hitze und Durst verbunden, Appetitlosigkeit, Koliken und Blähungen mit aufgetriebenem Bauch, nächtliche Durchfälle, schneidende Leibschmerzen, Menstruationskrämpfe

■ **Zubereitungen**
— Der Kamillen-Tee ist ein Heiltee. Die übliche Dosierung liegt bei 3× täglich 1 Tasse.
— Als Tropfen werden 20 Tropfen in ein kleines Glas Wasser empfohlen.

Kamillenkur
Sehr beliebt bei Gastritis ist die Kamillenkur – 3 x 1 Tasse täglich trinken, am besten auf leeren Magen morgens vor dem Frühstück, letzte Tasse am Abend vor dem Schlafengehen
Kamillenrollkur
2 Tassen frühmorgens trinken und dann jeweils 5 min auf dem Rücken, auf der linken Seite, auf dem Bauch und auf der rechten Seite liegen.
Bei akuten Koliken: 2 Tassen in kurzen Abständen von 20–30 min nacheinander trinken, zusätzlich die Rollkur machen.
Bäder oder feuchte Umschläge werden bei Wunden empfohlen und Dampfbäder bei chronischem Schnupfen oder Nebenhöhlenentzündungen.
Dampfbad
1 kleine Handvoll Kamillenblüten mit 1 Liter kochendem Wasser übergießen – 5–10 min einatmen
Chamomilla in der Homöopathie wird bei nervöser Schlaflosigkeit, Kopf- und Gesichtsneuralgien, Muskelrheumatismus, Blähungskoliken, nächtlichem Reizhusten und zerrüttetem Nervensystem eingesetzt. Besonders beliebt sind die Chamomilla-Globuli in der Kinderheilkunde bei Müttern, deren Babys starke Koliken haben oder bei Bauchweh von Kindern ohne Ursache.
Nervöse Überempfindlichkeit, Ungeduld, ärgerliche Gereiztheit, Schmerzüberempfindlichkeit mit innerer Unruhe, Dysmenorrhoe.

Tropfen bei nervösen Bauschmerzen
— Kamille
— Fenchel
— Anis
— Melisse
— Lavendel

6.1.3 Nadelbäume

Siehe auch ▶ Abschn. 5.1.7, 🔘 Abb. 5.7

Neben der Anwendung von Zubereitungen aus Nadelbäumen als Inhalation, Badezusatz oder in der Duftlampe wirkt die Tannensalbe, ein altes Hausmittel, sehr wohltuend als Massage im Bauch-, Brust- oder Herzbereich. Schon Hildegard von Bingen wendete die Salbe bei stressbedingten Magen-Darm-, oder Atembeschwerden oder zur Anregung der Verdauung an. Unterstützend wird sie empfohlen bei Erkrankungen der Bauchspeicheldrüse, Milz, Galle, Krämpfe, Magen-Darm-Koliken oder Kopfschmerzen bei Bluthochdruck. Als milder Erkältungsbalsam bei Verkühlungen, Nebenhöhlenentzündung, Schnupfen oder Husten kann sie auch schon für Babys und Kinder angewendet werden.

Die Tannensalbe wird aus den gesammelten Zweigen des Tannenbaums hergestellt, sodass neben dem ätherischen Öl auch die holzigen und harzigen Bestandteile enthalten sind.

■ **Anwendung**

- Zuerst in der Herzgegend, anschließend das Sonnengeflecht einmassieren
- Bei Kopfschmerzen die Schläfen und Stirn einmassieren
- Bei Stirn- und Nebenhöhlenproblemen um die Nasen herum auftragen
- Als Erkältungsbalsam Brust und Rücken mehrmals täglich einmassieren
- Vor dem Schlafengehen einmassiert, wirkt der Balsam auch vorbeugend bei Erkältungskrankheiten, immer wiederkehrendem Husten oder Bronchitis, bei geschwächtem Immunsystem

6.1.4 Schlüsselblume

***Primula veris* L. syn. *Primula officinalis* (L.) HILL. (Wiesen- oder Frühlingsschlüsselblume)**

***Primula elatior* (L.) HILL (Hohe Schlüsselblume, Wald-Schlüsselblume)**
Primelgewächse

Wenn im Frühling die ersten warmen Sonnenstrahlen, das Licht und die Wärme zunehmen, ist nicht nur ein spürbares Aufatmen bei den Menschen zu merken. Auch die Natur erwacht zu neuem Leben. Die Farben kehren zurück. Die Schlüsselblume (🔘 Abb. 6.3) gehört zu den ersten Pflanzen, die im Frühjahr wachsen. Der lange Winter hat unserem Körper und unserer Psyche mit den wiederholten Grippewellen und Erkrankungen sehr gefordert. Da sind die ersten wärmenden Sonnenstrahlen und die ersten Blumen eine Wohltat. Himmelschlüssel, auch Johannesschlüssel genannt, heißt diese beliebte Heilpflanze deshalb, weil sie mit den ersten wärmenden Sonnenstrahlen den Himmel für den nahenden Frühling aufsperrt. Zahlreiche andere Geschichten ranken sich um diese zierliche, liebliche aber starke Pflanze. Ihr wurde früher in der Traditionellen Europäischen Medizin große Bedeutung zugesprochen. Deshalb wurde sie auch „Allerweltsheil" genannt, was auf ihre besonderen Heilkräfte hinwies.

In der Schulmedizin werden heute vor allem ihre Wurzeln bei Husten und Bronchitis empfohlen. Sie verflüssigen sehr gut den Schleim, damit er abgehustet werden kann.

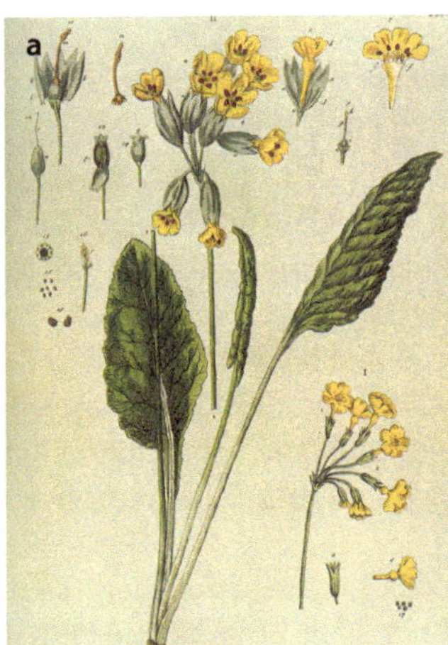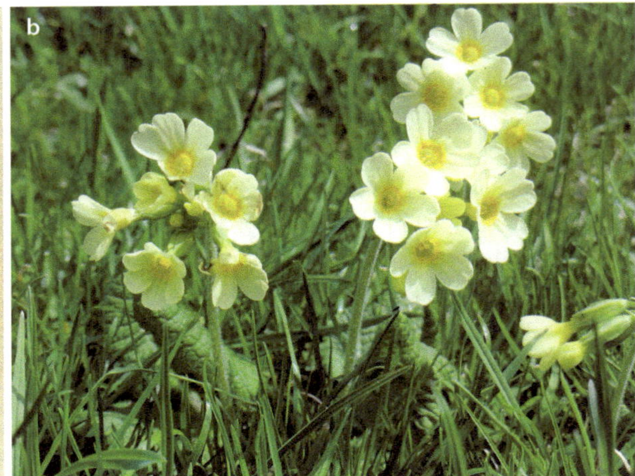

■ **Abb. 6.3**   **a** Schlüsselblume, **b** Schlüsselblumenblüten

Außerdem wirken sie wie ein natürliches Antibiotikum. Vor allem bei älteren Menschen verschlimmert sich die Verschleimung oft dadurch, dass die Arbeitsleistung des Herzens vermindert ist, was zu einem Rückstau in den Lungen und damit zum Hustenreiz führt. Ist dies der Fall sollte gleichzeitig der Kreislauf entlastet werden, indem die Wasserausscheidung gefördert wird. Genau dies bewirkt die Schlüsselblume. Sie erleichtert das Abhusten und wirkt harntreibend. Eine ideale Ergänzung sind weitere Frühlingspflanzen wie die Gundelrebe, die alles wieder in Fluss bringt, Spitzwegerich und Huflattich.

Aber auch bei Babys und Kindern kann die Schlüsselblume, vor allem die Blüten, sehr gut bei Erkältungshusten und Bronchitis angewendet werden. Hier ist die Kombination mit Fenchel oder Anis empfehlenswert.

Eine weitere Wirkung der Blüten ist die als Nerventonikum und sanftes Beruhigungsmittel. Besonders geeignet ist die Schlüsselblume für sensible, empfindsame, gefühlsbetonte Menschen. Zur allgemeinen Stärkung, vor allem für Kinder, kann man sie mit Gänseblümchen kombinieren. Dieses hat eine unglaubliche Vitalitätskraft. Man kann es so oft man will abmähen. Es dauert nicht lange und die Gänseblümchen sind wieder da. Dies zeugt von einer enormen Stärke und Regenerationskraft.

Äußerlich angewendet beseitigen die Blüten Hautunreinheiten und vermindern Akne.

Auf psychischer Ebene vermittel die gelbe Farbe der Schlüsselblume Stärke, muntert auf, schenkt Mut und öffnet das Herz. Sie wirkt Depressionen, Hoffnungslosigkeit, Trübsinn und Pessimismus entgegen. Schon Hildegard von Bingen lobte die Blume als Mittel gegen Melancholie, Mutlosigkeit und Herzbeschwerden.

■ **Vorkommen**

Europa, Zentral- und Vorderasien

■ **Verwendete Pflanzenteile**

— Blüten – *Primulae flos cum calyce*
— Wurzel – *Primulae radix*
— Blätter – *Primulae folium*

Die Blüten werden im Frühjahr bei sonnigem Wetter gesammelt, von den Kelchen befreit und bei gelinder Wärme oder im Schatten getrocknet.

■ Inhaltsstoffe

Blüten: Saponine wie Primulasäure, Flavonoide, Rutosid, Kämpferol-3-rutinosid, Isorhamnetin-3-glucosid, Carotinoide, ätherisches Öl, Rosmarinsäure, Enzyme wie Primverase, *D*-Volemitol, Zuckeralkohole

Wurzel: Triterpensaponine vom Oleanan-Typ, Saponine, Protoprimulagenin A, Anagalligenin, Priverogenin B und 22-acetat, Primacrosaponin, Priverosaponin B und B-22-acetat, 5-Methoxysalicylsäuremethylester, Primulaverin, Zucker wie Heptosen, Octulosen, Nonulosen, Zuckeralkohole, Gerbstoffe

■ Wirkung

Nervenstärkend, aufbauend, psychisch stärkend, beruhigend, schleimverflüssigend, schleimtransportierend, auswurffördernd, entzündungshemmend

■ Einsatzgebiete

- Blüten und Blätter: als Nervinum bei Kopfschmerzen, nervöse Kopfschmerzen, Neuralgien, Gliederzittern, Herztonikum bei Schwindel und Herzschwäche, Frühjahrsmüdigkeit, Winterdepression, Niedergeschlagenheit, Mutlosigkeit Nervenschwäche, Zittern, Migräne, Husten, Bronchitis, Erkältungskrankheiten, Gelenksschmerzen
- Wurzel: akute und chronische Bronchitis, Katarrhen der Atemwege, Husten, Erkältungskrankheiten, Verschleimungen von Lunge und Bronchien, Keuchhusten, Asthma, Gicht, neuralgische Beschwerden

■ Zubereitungen

- Bestandteil von Husten-Teemischungen
- Sirup
- Saft

Schlüsselblumen-Tee

Für eine Tasse Tee nehmen sie die Menge Blüten, die sie zwischen zwei Fingern Platz haben, übergießen sie mit heißem Wasser, lassen 2 bis 3 Minuten ziehen und seihen ab. Als Heiltee trinken Sie 3-mal täglich eine Tasse.

Schlüsselblumen-Sirup

100 g Schlüsselblumen mit 1 Liter kochendem Wasser übergießen, nach und nach Würfelzucker hinzugeben und leicht köcheln lassen, bis ein gelber Sirup entstanden ist.

Mit etwas Wasser verdünnt eingenommen, hilft der Sirup bei Nervosität, Kopfschmerzen oder Schlaflosigkeit. Besonders für Kinder geeignet.

6.2 Heilpflanzen zur Beruhigung des Nervensystems

6.2.1 Kakao

***Theobroma cacao* L.**
  Malvengewächs
Die Stammpflanze des Kakao (Abb. 6.4) ist der Kakaobaum, der bis zu 8 m hoch werden kann. Die Kakaopflanze ist eine sehr variable Pflanze was Farbe, Größe und Gestalt der Blüten und Früchte betrifft. Das ist für sehr alte Kulturpflanzen, die sich im Laufe der Zeit weit verbreitet haben, sehr typisch.

Die Kakaofrucht wurde schon seit Urzeiten von den Maya und Azteken als Nahrungs-, Genuss- und Heilmittel angewendet. Sie bereiteten daraus ein Getränk, das unserem Kakao sehr ähnlich ist und auch eine Paste zu, die zu medizinischen und rituellen Zwecken eingesetzt wurde. Die Samen waren auch ein gängiges Zahlungsmittel. Durch die Eroberer wurde das Getränk Kakao in Europa sehr bekannt. Man stellte auch ein Produkt durch Hinzufügen von Saccharose und Oleum cacao wurde für medizinische Zwecke die *Pasta Theobromae* hergestellt, die zur Therapie von psychischen Erkrankungen aufgrund ihrer beruhigenden Wirkung eingesetzt wurde.

■ **Vorkommen**
Mittel-, Südamerika
Die Kakaopflanze braucht feuchtes, tropisches Klima und gedeiht am besten in Gebieten mit einer hohen Niederschlagsmenge, kurzer, milder Trockenzeit und hohen Durchschnittstemperaturen.

■ **Verwendete Pflanzenteile**
— Samen – *Cacao semen*
— Samenschalen – *Cacao cortex*

 Abb. 6.4 Kakaoschale

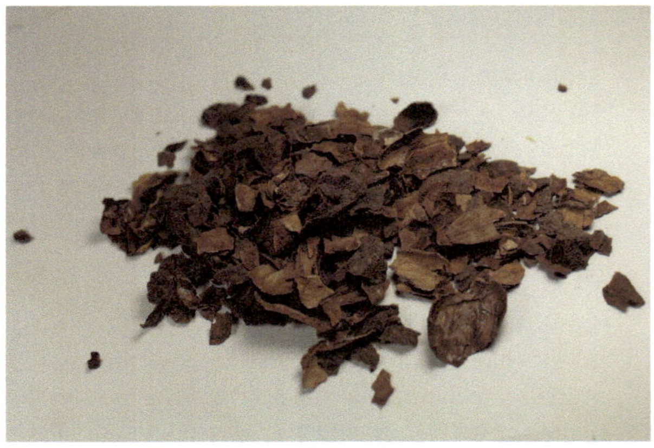

Die Samenschalen werden nach dem Fermentieren und Rösten der Kakaobohnen abgetrennt und weiterverwendet.

Die Samen werden für die Zubereitung der äußerst beliebten Kakaomasse (*Pasta Cacao*) verwendet.

■ Inhaltsstoffe

Kakaomasse 30–40 % (in dunklen Sorten bis zu 85 %), Kohlehydrate wie Saccharose, Glucose, Fructose, Lipide, Proteine und Aminosäuren wie Albumine, Globuline, Polyphenole wie Catechin, Epicatechin, Leukocyanidine, Anthocyane, Gerbstoffe, Phosphatide, Purinalkaloide wie Theobromin, Coffein, Theophyllin, Isochinolinderivate wie Salsolinol, N-Oleoyl-ethanolamin, N-Linoleoyl-ethylamin, Anandamid, Phenylethylamin, Serotonin, Tyramin, Tryptamin, biogene Amine, Magnesium, Eisen, Calcium, Betacarotin, Vitamine E, B1, B2, Niacin

■ Wirkung

Beruhigend, ausgleichend, antidepressiv, energieliefernd, antioxidativ, anregend auf Zentralnerven- und Herz-Kreislauf-System

ätherisches Öl vermittelt Wärme, Geborgenheit, Harmonie und Freude, Vertrauen, bei Neubeginn oder Umbruchstimmung, für Kinder besonders gut geeignet

■ Einsatzgebiete

Depressionen, Müdigkeit, Antriebslosigkeit, als Analeptikum, Niedergeschlagenheit, Unlust, zur Leistungssteigerung, Prüfungsvorbereitung, verminderte sexuelle Lust bei Frauen, depressive Verstimmungen in den Wechseljahren, Raucherentwöhnung, in der Kinderheilkunde bei Schockzuständen, Tränen, Verletzungen

Samenschalen: Stärkungsmittel, Erhöhung der Harnmenge, Anregung der Milchbildung in der Stillzeit, rachitische Zustände, Rachitisvorbeugung

■ Zubereitungen

- Tee: 100 g Pasta Theobromae mit 1 Liter heißem Wasser übergießen, unter ständigem Rühren schmelzen lassen
- Tee aus Kakaosamenschalen: 2–4 g Kakaoschalen mit 200 ml heißem Wasser übergießen, 10 min ziehen lassen, abseihen
- Pasta Cacao: Kakaomasse, eine braune, harte Masse mit angenehmen, süßen bis bitteren Geschmack, die in der Wärme schmilzt
- Massa Cacaotina: Cacao Powder – Pulver aus den geschälten, teilentfetteten und feinvermahlenen Kakaokernen, wird mit Wasser zu einem Brei verrührt ist ein wirksames Mittel gegen Durchfall
- Grundmasse für Zubereitungen von Täfelchen, Überzüge von Dragees, Globuli, Tabulae
- Ätherisches Öl

6.2.2 **Lavendel**

Lavandula officinalis L.
   Lavandula angustifolia MILL.
   Lippenblütler

Neben dem Einsatzgebietes des Lavendel (◘ Abb. 5.4) als schlaffördernde Heilpflanze (► Abschn. 5.1.4) wirken Zubereitungen aus Lavendel auch nervenberuhigend, auf Geist und Seele wohltuend und spannungslösend. Der Lavendel macht klar und ordnet den Geist. Innere Unruhe, Fahrigkeit und Gedankenkreise kommen zur Ruhe. Emotionen, Aggressionen und die Ausschüttung von Stresshormonen werden reduziert und das Nervensystem kann sich erholen. Nach Kräuterpfarrer Weidinger verhilft der Lavendel zu Willensstärke. Willensstärke verleiht dem Menschen Entscheidungskraft, Entschiedenheit, Tatkraft, Entschlossenheit, Festigkeit und Ausdauer und gibt die Kraft, zu sich und seinen Entscheidungen zu stehen. Der Wille zum Leben stärkt unsere Gesundheit, unsere Selbstheilungskräfte, die Widerstandskraft des gesamten Organismus. Eine starke Willenskraft meistert alle Schwierigkeiten und verhilft zu wichtigen und richtigen Entscheidungen nach der inneren Stimme, ohne sich mit Druck durchsetzen zu müssen. Auch die Schwierigkeiten des Alltags können besser bewältigt werden und sensible Menschen, die unter Belastungen zusammenzubrechen drohen, erfahren Stärkung. Leicht aufbrausende Menschen werden hingegen beruhigt.

■ Vorkommen

Europa

■ Verwendete Pflanzenteile

Blüten – *Lavandulae flos*

Die Blüten werden vor dem vollständigen Entfalten gesammelt, sorgfältig getrocknet und aufbewahrt.

■ Inhaltsstoffe

Ätherisches Öl v. a. Monoterpene wie R(-)-Linalylacetat, Linalool, Terpinen-4-ol, Lavandulylacetat, Gerbstoffe wie Rosmarinsäure, Phytosterole, Triterpene

■ Wirkung

- Psyche: entspannend, reinigend und klärend, gleicht aus, fördert Energiefluss und Klarheit im Geiste, Entscheidungshilfe, reguliert die innere Balance, fördert den Schlaf, löst seelische Verspannungen und aufgestaute Gefühle, lindert Reizbarkeit und Aggressionen, beruhigend, nimmt Verzweiflung, beruhigt das Nervensystem und die Herznerven, nimmt Prüfungsangst, ausgleichend bei Nervenschwäche, herzstärkend
- Körper: krampflösend, entblähend, muskelentspannend, antiseptisch, kreislaufregulierend, blutdrucksenkend, lindert Insektenstiche, wundheilend, regt Gallenproduktion an, verdauungsfördernd
- Ätherisches Öl: antibakteriell, antimykotisch, krampflösend, entzündungshemmend, antihistaminisch, schmerzstillend, desodorierend, reinigt, klärt, ausgleichend, neuralgische Ohrenschmerzen (1 Tropfen auf Watte – abends in das Ohr geben)

Einsatzgebiete

Unruhezustände, Einschlafstörungen, funktionelle Oberbauchbeschwerden, funktionelle Kreislaufstörungen, Verspannungen, Depressionen, Angst, Lebermittel. Verletzungen, Knochenmittel, Haarwuchs, Gehör, Blähungen, Kolik, Herzstärkung, Schlaganfall, Ohnmacht, Zahnschmerzen, Schwindel, Zittern, Krämpfe

Äußerlich bei Verrenkungen, Quetschungen, Blutunterlaufungen, Verletzungen sehniger und flechsiger Teile, Gicht, Rheuma

Ätherisches Öl – 1. Hilfe Öl in der Aromatherapie bei Verbrennungen, Insektenstichen, weiters Ekzeme, Akne, Cephalgien, Ulcera, Herpes simplex, Furunkel, Karbunkel, Abszesse, Pruritus

Zubereitungen

- Tee
- Tropfen
- Dragees, Filmtabletten, Kapseln
- Bäder

Tropfen bei überschießenden Reaktionen, Zorn, Ärger
- Lavendel
- Löwenzahn
- Grüner Hafer
- Lindenblüten
- Fenchel

6.2.3 Melisse

Melissa officinalis L.

Lippenblütler

Die Melisse (siehe auch ▶ Abschn. 5.1.6, ◘ Abb. 5.6) ist eine sehr wohltuende Heilpflanze und gibt inneren Frieden, Ruhe und Freude. Ihr Geruch belebt und erfrischt.

Erste Erwähnungen fand die Melisse im antiken Griechenland als Melissophyllon. Um das Jahr 1000 wurde sie ins Gesetzbuch der Medizin des großen arabischen Arztes Avicenna aufgenommen mit dem Hinweis „das Herz zu erheitern und zugleich zu stärken". In früheren Zeiten gehörte die Melisse mit ihrer beruhigenden Wirkung auch zu den wichtigsten Herzpflanzen. Körperliche und psychisch bedingte Herzbeschwerden wurden in der Traditionellen Europäischen Medizin nie isoliert und begrenzt auf den Herzmuskel gesehen. Heilkundige waren der Meinung, dass hinter Herzschwäche oder Herzbeschwerden langandauernde, große psychische, seelische oder körperliche Belastung stehen mussten. Warum kommt es zu Herzbeschwerden, Herzstolpern, Herzrhythmusstörungen, ja sogar Herzinfarkt – zu einem Infarkt im Leben. Was hat dazu geführt? Diese Fragen werden in der Diagnose gestellt und aufgearbeitet. Die sanft wirkende Melisse kann hier unterstützen und helfen. Sie gleicht aus, wo etwas aus dem Gleichgewicht gekommen ist. Ihr Wirkpunkt im Körper ist der Solarplexus-Bereich und das

Magennervensystem, dort wo sich Gefühlsbelastungen, Stress oder unvorhergesehene, plötzliche Geschehen am schnellsten zeigen und eine dauerhafte Auswirkung haben wie Magengeschwüre oder Gastritis. Halten Belastungen, Stress und Sorgen nun über längere Zeit an, so kann sich dies auf die Lebenskraft auswirken und das Herz schwächen.

Nach Kräuterpfarrer Weidinger fördert die Melisse die Begeisterung und Herzenswärme, macht das Herz wieder lebendig, auch wenn frostige Stürme der Enttäuschung toben. Die Melisse ist gut für Menschen, die leicht aus dem seelischen Gleichgewicht geworfen werden.

Die Melisse tut auch Menschen gut, die zartbesaitet, unsicher und ängstlich sind, sich für andere einsetzen, häufig unter Stimmungsschwankungen, Verspannungen am ganzen Körper, Ängstlichkeit, Nervosität und innerer Unruhe leiden.

■ **Vorkommen**

Mittelmeergebiet und Westasien, heute weltweit verbreitet

■ **Verwendete Pflanzenteile**

Blatt – *Melissae folium*

Die Melissenblätter werden zur Zeit der Blüte gesammelt, im Schatten getrocknet und gut verschlossen aufbewahrt. 4 Teile frische Blätter geben 1 Teil getrocknete.

■ **Inhaltsstoffe**

Hydroxyzimtsäurederivate wie Rosmarinsäure, Chlorogensäure, Kaffeesäure, Flavonoide, Triterpene, ätherisches Öl mit Citral, Geranial, Neral, R-(+)-Citronellal, β-Caryophyllen, Caryophyllenepoxid, Germacren D, 6-Methyl-5-hepten-2-on, Geranylacetat, Methylcitronellal, α-Copaen, Nerol, Monoterpenglykoside, weitere Glykoside

■ **Wirkung**

Beruhigend, ausgleichend, macht nicht müde, herzstärkend, verbessert das Befinden bei nervlicher Belastung, stimmungsaufhellend, krampflösend, entblähend, antimikrobiell, antiviral, antibakteriell, kräftigend, magenstärkend

■ **Einsatzgebiete**

Nervosität, nervöse Herzbeschwerden, Herzklopfen, Schwindel, Ärger, Sorgen, Stress, Abgespanntheit, nervöse Verdauung, Überarbeitung, Melancholie, stressbedingte Unruhe, Schlaflosigkeit durch Reizüberflutung, Hysterie, Nervenentzündungen, funktionelle Magen-Darm-Störungen, nervöser Magen, psychisch bedingte Magen-Darm-Beschwerden, Blähungen, Gastritis, Magengeschwüre, psychovegetative Herzstörungen, Dysmenorrhoe, Gallenleiden, hypertone Dyskinesie, Herpes simplex, Kreislaufschwäche, nervöse Migräne, Gedächtnisschwäche, unruhige Träume, Unterleibsleiden, Schilddrüsenprobleme

Der Saft der Melisse, mit Zucker eingekocht, hilft melancholischen Menschen, vertreibt schwermütige Gedanken, stärkt das schwache Herz, stillt Bauchgrimmen und ist gut für den kalten Magen.

Gegen kalte Füße, die ein unbehagliches Gefühl verursachen und oft verschiedene Krankheiten herbeiführen, vermische man 30 g Melissengeist oder Melissentinktur mit 30 g Arnikatinktur und reibe morgens und abends die Füße mit einem Kaffeelöffel voll ein. Dies stärkt den ganzen Körper und gibt den Nerven Elastizität. Durch dieses Mittel schützt man sich nicht nur gegen Erkältung der Füße, sondern es fördert auch die Durchblutung der Gefäße im Beinbereich.

- **Zubereitungen**
- Tee
- Tropfen
- Melissengeist
- Beruhigungs- und Entspannungs-Bäder
- Dragees, Filmtabletten, Kapseln
- Fieberblasensalben

Beruhigende, ausgleichende Teemischung
- Kakaoschalen
- Melisse
- Passionsblume
- Lavendel
- Rosenblüten
- Apfelstücke

zu gleichen Teilen mischen

6.2.4 Passionsblume

Passiflora incarnata L.

Passionsblumengewächs

Die Blüte der Passionsblume (siehe auch ► Abschn. 5.1.9, ▪ Abb. 5.9) gehört sicherlich zu den beeindruckendsten Blüten der Welt. Ihr rhythmischer, symbolträchtiger Aufbau hat zu ihrem Namen geführt und sagt auch viel über ihre Wirkung aus. Die Passionsblume, wie der Name Passion der Signaturenlehre nach schon sagt, hilft den Menschen, die in ihrem Leben unter Situationen sehr leiden oder leiden haben müssen. Sie tröstet die verletzte Seele und das verletzte Herz, hilft Wunden zu heilen, Ruhe und Einsicht zu finden. In dieser Heilung kehren die Kraft und Stärke wieder zurück. Sie hilft unruhigen, innerlich angespannten Menschen mit Angstzuständen und aufgewühlten Emotionen.

Durch ihren gleichmäßigen Aufbau mit dem Zentrum in der Mitte, hilft sie auch Menschen, die sich in Schmerz, Stress oder Verzweiflung verlieren wieder in ihre Mitte, ihre Kraft und auf ihren Weg zurückzufinden. Altes, Schmerzendes wird losgelassen. Unruhe, Zerrissenheit und Ärger beruhigen sich. Der Wirkpunkt der Passionsblume ist das Zentrum des Menschen, dem Herz und seinem Herznervensystem. Der harmonische Aufbau der Blüten bringt wieder in die Mitte und hilft, in seiner Mitte zu bleiben.

- **Vorkommen**

Heimisch in Nord-, Mittel-, Südamerika

■ **Verwendete Pflanzenteile**

Blühendes Kraut – *Passiflorae herba*

■ **Inhaltsstoffe**

Flavonoide wie *C*-Glykosylflavone wie Isovitexin-2″-glucosid, Schaftosid, Vicenin-2, Isoorientin-2″-glucosid, Isoorientin, Isovitexin, Swertisin, Saponarin, Saccharose, Fructose, Glucose, Raffinose, Polysaccharide, freie Aminosäuren, Glykoproteine, ätherisches Öl mit Limonen, α-Pinen, Cumen, Zizaen, Zizanen, Terpene, Gynocardin, Harman-Alkaloide

■ **Wirkung**

Nervenberuhigend, krampflösend, angstlösend, schmerzlindernd, löst nervöse Anspannungen und harmonisiert das innere Gleichgewicht, besänftigt auf emotionaler Ebene

■ **Einsatzgebiete**

Innere Unruhe, Fahrigkeit, Reizbarkeit, hektischer Berufsalltag, Angstzustände, Schlaflosigkeit, Nervosität, Überempfindlichkeit auf Licht und Lärm, Neurasthenie, neurovegetative Dystonie, Neuralgien, Kopfschmerzen, Krampfzustände, Verspannungen, Hyperaktivität, Stimmungsschwankungen, depressive Verstimmungen, Überempfindlichkeit auf Lärm und Licht, nervöse oder krampfartige Herzbeschwerden, Leistungsschwäche mit Spannungen und Unruhe

■ **Zubereitungen**

— Tee
— Tropfen
— Bäder
— Dragees, Filmtabletten, Kapseln

Die homöopathische Zubereitung *Passiflora incarnata* wird bei Schlaflosigkeit, Folgezuständen von Morphinismus, Neurasthenie und vegetativer Nervosität eingesetzt. Das Mittel wirkt auf das Zentralnervensystem beruhigend, ohne müde zu machen.

6.2.5 Rose

Rosa canina L. – **Hundsrose**
   Rosa damascena – **Damaszener-Rose**
   Rosa gallica – **Essigrose**
   Rosa rubiginosa – **Weinrose**
   Rosa rugosa – **Kartoffelrose**
   Rosengewächs

Die Rose (◘ Abb. 6.5) steht seit jeher für Anmut, Schönheit und Harmonie. Sie wird seit Jahrtausenden für die Schönheit, aber auch zur Heilung angewendet. Der Signaturenlehre nach gehört sie der Venus und dem Mars an. Die schönen Blüten sind eindeutig der Venus zuzuordnen, die Dornen dem Mars. Sie ist in ihrem Wesen sehr

▣ Abb. 6.5   Rose

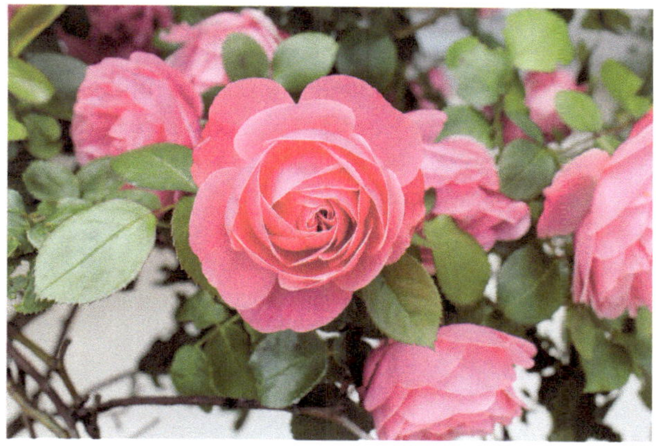

stark, harmonisch aufgebaut und kann auf körperlicher und psychischer Ebene ausgleichend wirken.

In der Heilkunde wird sie auch Herzkönigin genannt, sowie der Lavendel Herzkönig genannt wird. Diese Bezeichnung weist auf ihren besonderen Bezug zur Gefühlswelt unseres Herzens hin. Herzbeschwerden, die von aufgerührten, verletzten Gefühlen herkommen, hilft die Rose zu beruhigen und zu heilen.

Die Rose unterstützt dabei, sich in erholsamen Zeiten auch wirklich gut entspannen zu können. Durch unsere hoch fordernde Zeit sind unsere Nerven sehr gefordert und brauchen eine Zeit lang, um wirklich runter zu kommen, um Regeneration und Auftanken nachhaltig möglich zu machen. Es ist wichtig, dass die Ruhe auch wirklich beruhigt und dass Erholung auch erholt sein möglich macht. Dann erst kann wieder neue Energie mobilisiert werden. Vom Alltag, Gehetzt- und Gedrängt- sein loslösen und loslassen. Innere und körperliche Spannungszustände können so aufgelöst werden, damit sie nicht zu chronischen Beschwerden führen. Funktionelle Störungen von Herz, Magen, Schilddrüse, Lymphsystem, Leber und hormonellem System können damit reduziert werden. Wieder Zeit haben für das Zeit haben, nennt es Kräuterpfarrer Weidinger. Bewegung, Aufenthalte in der Natur, Massagen, Atemübungen sind wirksame Entspannungshilfen. Um den nötigen Ausgleich innerlich auch zu finden, dabei kann die Rose helfen.

Die Heckenrosenblüten helfen zusätzlich Menschen, die apathisch und lethargisch sind, unter depressiver Verstimmung und körperlicher Abgeschlagenheit leiden. Die Blütenessenz vermittelt Motivation, Lebensenergie, Dynamik und Elan.

▪ Vorkommen

Europaweit

▪ Verwendete Pflanzenteile

– Blütenblätter – *Rosae flos*
– Blütenknospen – *Rosae gemmae*
– Früchte, Hagebutten – *Cynosbati fructus*
– Samen – *Cynosbati semen*

Die Blütenblätter werden im Juni bei völlig trockenem Wetter von der vollkommen entfalteten Blüte ohne Kelche gesammelt, schnell an der Sonne getrocknet, wobei sie an Farbe und Wohlgeruch verlieren können, und vor Licht geschützt aufbewahrt. 8 Teile frische Blütenblätter ergeben 1 Teil getrocknete.

Die Hagebutten werden im Spätherbst oder auch nach Frostwetter gesammelt, getrocknet. Sie sind gute Vitamin C-Lieferanten für den Winter.

Die frischen Blütenblätter schichtet man auch mit ihrem halben Gewicht Kochsalz in einen Topf, beschwert sie mit einem Stein und bewahrt diese gesalzenen Rosenblätter, Flores Rosae saliti, im Keller auf, um Rosenwasser daraus zu destillieren. Die getrockneten Blätter werden zur Bereitung des Rosenhonigs verwendet, der bei Durchfall empfohlen wird.

■ Wirkung

- Harmonisierend, ausgleichend, beruhigend, führt zu innerer Ruhe, Balance und Ausgeglichenheit, steigert das Wohlbefinden, hilft die Balance im Leben zu finden, wirkt tröstend bei verletzten Gefühlen, Herzleid, Herztraurigkeit, innere Traurigkeit, Herzschmerz
- Blütenessenz: vermittelt Motivation, Kraft, Lebensenergie, Dynamik
- Rosenblütenknospen enthalten bis zu 25 % Gerbstoffe und haben adstringierende, blutstillende und blutungsregulierende Eigenschaften. Daneben wirken sie gegen Pilze und Bakterien. Sie haben große Heilkräfte, um Durchfall zu stoppen oder Wunden zu heilen.
- Rosenhydrolat: hautberuhigend, entzündungshemmend, heilend, kühlend bei Hautirritationen

■ Einsatzgebiete

Depressionen, nervöse Hautirritationen, Stimmungsschwankungen, Durchfall, Migräne, Kopfschmerzen, Entzündungen der Schleimhäute bei Kindern, Wunden, Allergien, Erkältungen, Bronchialinfekte, Gastritis, äußerlich bei Halsschmerzen, kleinen Verletzungen oder Hautproblemen, Entzündungen im Mund- und Rachenbereich

■ Zubereitungen

- Tee
- Hydrolat
- Ätherisches Öl

Ausgleichender, stärkender Blütentee
- Rosenblüten
- Lindenblüten
- Orangenblüten
- Veilchenblüten
- Malvenblüte
- Gänseblümchen

- Königskerze
- Ringelblume
- Weißdornblüten

6.2.6 Tonka

Dipteryx odorata (AUBL.)WILLD.
Schmetterlingsblütler
Die Tonkabohne (❑ Abb. 6.6) ist eher als Gewürz in Weihnachtsbäckereien bekannt. Der Duft der Bohne ist warm und waldmeisterartig.

▪ Vorkommen
Brasilien, Venezuela, Nigeria, Karibik

▪ Verwendete Pflanzenteile
Samen

▪ Inhaltsstoffe
Cumarin, Dihydrocumarin, Melilotsäure, Methylmelilotat, Ethylmelilotat, Terpinenol-4, Fenchon, Campher, Carvon, p-Cymen, Anethol, 1-Phenylpropanol, 2-Phenylethanol, 2-Phenylethylformiat, Pentan-1-ol, Hexanal, 2-Butanon, 2-Nonaon, Nonanal, 5-Hydroxymethylfurfural

▪ Wirkung
Beruhigend, angstlösend, krampflösend, schmerzstillend, entspannend, stimmungsaufhellend, herzstärkend, vermittelt Geborgenheit, innere Ruhe und schenkt Gelassenheit

▪ Einsatzgebiete
Ängste, innere Unruhe, Stimmungstiefs, Melancholie, Traurigkeit, innere Verhärtung, Schlafstörungen, stressbedingte Beschwerden, depressive Verstimmungen, eignet sich für Hypnose, Traumreisen, Tiefenentspannung

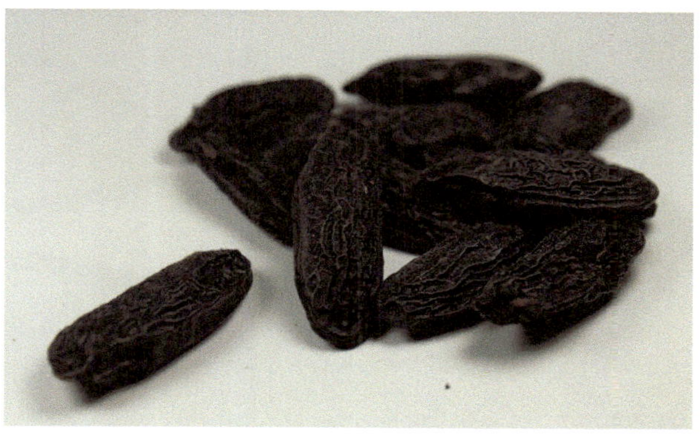

❑ **Abb. 6.6** Tonkabohnen

- **Zubereitungen**
- Liköre
- Ätherisches Öl

6.2.7 Vanille

***Vanilla planifolia* ANDR.**
Knabenkrautgewächs, Orchideengewächs

Der Duft der Vanille erinnert an Kindheit, Eingehüllt sein, Beschützt sein, Wärme und Geborgenheit. Es ist ein Duft, den unser Riechzentrum im Gehirn in einem Bruchteil von Sekunden erkennt und zu Entspannung und Wohlgefühl führt. Das ätherische Öl wird gerne in Therapien für Menschen verwendet, die sich innerlich verschlossen haben, nicht loslassen können oder in der Arbeit mit dem „inneren Kind". Das Wohlgefühl lässt den Schmerz leichter anschauen und ihn loslassen.

- **Vorkommen**

Madagaskar, Komoren, Indonesien, Mexiko, Mittelamerika, Polynesien, pazifische Inseln, Uganda

- **Verwendete Pflanzenteile**

Früchte bzw. Schoten (Abb. 6.7)

- **Inhaltsstoffe**

Benzaldehydderivate wie Vanillin, Benzylalkoholderivate wie Vanillylalkohol, in der unreifen Frucht als Vanillosid, p-Hydroxybenzaldehyd, in der intakten Frucht als p-Hydroxybenzaldehyd-β-glucosid, Protocatechualdehyd, Anisaldehyd, Benzylalkoholderivate wie Vanillylalkohol, in der intakten Frucht als Vanillosid, p-Hydroxybenzylalkohol, p-Hydroxybenzylmethylether, Anisalkohol, Benzylbenzoat, Benzoesäurederivate wie p-Hydroxybenzoesäure, Vanillinsäure, in der intakten Frucht als p-Hydroxybenzoesäure-β-glucosid, Anissäure, Protocatechusäure, Ester der Salicylsäure wie Ethylsalicylat, Pentylsalicylat, Isoamylsalicylat, Hexylsalicylat, Ester der Essigsäure wie Fenchylacetat, Menthylacetat, α-Terpinylacetat, Hexylbutanoat, Anisylformiat, Furanderivate wie Furfural, 5-Hydroxymethylfurfural, 2,5-Dimethylfuran, (+)-*trans*-α-Ionon, Vitispirane, Schleimstoffe, Monosaccharide, Oligosaccharide wie Glucose, Fructose, Saccharose, fettes Öl, Wachse

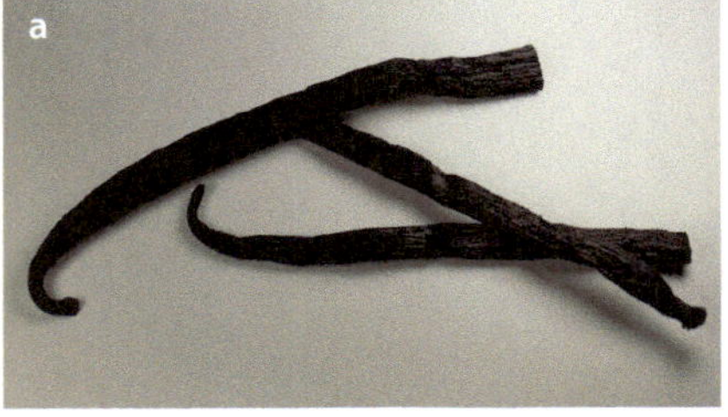

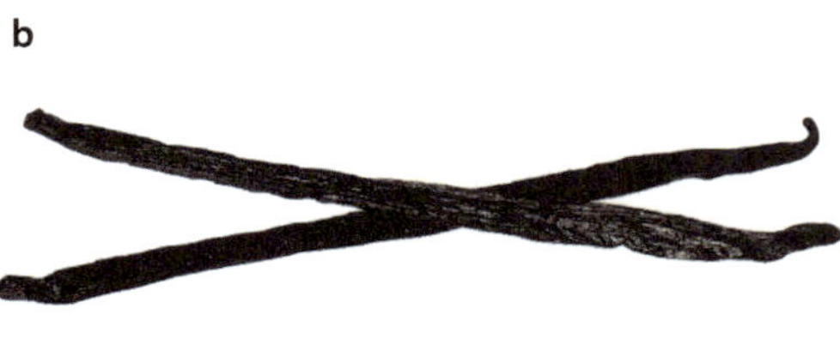

Abb. 6.7   a Vanilleschote, **b** Vanille copyright Fa. Kotta

■ Wirkung

Beruhigend, einhüllend, entspannend, tröstend, wärmend, angstlösend, spannungslösend, entkrampfend, stimmt gelassen, lässt Ärger, Reizbarkeit und Nervosität verschwinden

■ Einsatzgebiete

Stress, Ärger, Reizbarkeit, Erschöpfung, Schlafstörungen, innere Unruhe, Burn-out, Ängste, Trauer, depressive Verstimmungen

■ Zubereitungen

— Ätherisches Öl
— Gewürz
— Teemischungen
— Tinkturen

Stärkender Gewürzwein

- 1,0 Vanille
- 0,5 Gewürznelken
- 1,0 Kakaoschalen
- 1,0 Hagebutten
- 1,0 Ingwer
- 10,0 Apfelstücke
- 100,0 Malaga-Wein

6.2.8 Wegwarte

Cichorium intybus L.
Korbblütler

Die Wegwarte (■ Abb. 6.8) ist bekannt als wirksame Heilpflanze, um den Körper von Umweltgiften zu befreien und diese auszuleiten. Weniger bekannt ist ihre Wirkung auf die Psyche. Der Signaturenlehre nach weisen die blauen Blüten der Wegwarte auf ihre psychische Wirkung hin. Als Bach Blüte Chickory hat sie viel mit dem Thema Loslassen und Wendig sein zu tun. Im Loslassen liegen Beruhigung, Entspannung und Neugierde auf das was kommt verborgen. Nach Kräuterpfarrer Weidinger hilft die Wegwarte auch loszulassen von festgefahrenen Meinungen und Standpunkten und lässt so Flexibilität und konstruktive Verhandlungen, Gespräche und Lösungen zu. Das sture Beharren auf den eigenen Standpunkt loszulassen führt zu harmonischeren Beziehungen in vielen Bereichen. Streit kann geschlichtet oder überhaupt verhindert werden, Kompromisse werden möglich, festgefahrene Situation lösen sich auf. Neue Möglichkeiten tun sich auf. Auch in Partnerschaften ist es wieder möglich, leichter aufeinander zuzugehen und Kompromisse zu schließen. Ohne Änderung der Lebensgewohnheiten oder Einstellungen sind auch Heilungsprozesse bei vielen Beschwerden und Erkrankungen blockiert. Auch hier ist die Bereitschaft zum Umdenken oder Veränderungen notwendig. Die

◘ Abb. 6.8 Wegwarte

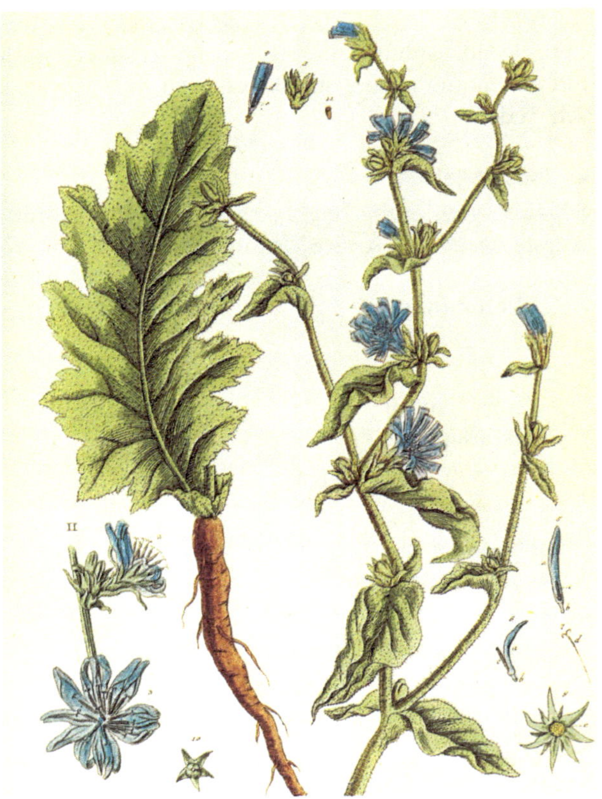

Wegwarte kann hier helfen, loszulassen und macht neue Einsichten oder ein Bereitsein für Korrekturen möglich. Vom Festgefahrenen und Festhalten zu Offenheit und Empfänglichkeit für Anderes oder Neues.

In der Antike und im Mittelalter sagte man der Wegwarte besondere mythische Kräfte nach. Besonders die seltene weiß blühende galt als besonders heil- und zauberkräftig. Die Wurzel galt als Sympathiemittel. Durch ihre stete Erneuerung von in der Früh strahlend blaue Blüten bis hin am Abend eher gräulich und verbraucht, erstrahlen die Blüten in der Früh wieder strahlend blau, kann sie auch die sehnsüchtige Erwartung auf Erneuerung und Schicksalswende unterstützen. Der Name Wegleuchte oder Sonnenwende weisen darauf hin. Die Wegwartenwurzel stärkt die seelische Kraft, fördert den rhythmischen Wechsel, den Abbau von Aggressionen und fördert die Fähigkeit, offen und in den Gedanken und Einsichten wendig zu werden.

In der Bach Blüten Therapie unterstützt die Blüte Chickory den Weg von der fordernden Liebe zur gelassenen Liebe. Sie hilft, ausgeprägte Erwartungen, Abhängigkeiten und Verlustängste loszulassen, fördert die Selbstliebe und das selbstlose Geben und Schenken, um Raum für Wärme, Geborgenheit, Sicherheit und Freude zu schaffen. Energiestauungen im unteren Körperbereich, Herz- und Atembeschwerden und Leber-Galle-Beschwerden können leichter gelöst werden.

Die Wegwarte ist auch bekannt unter den Namen Sonnenwirbel oder Zichorie. In Kriegs- und Notzeiten wurde die Wurzel als Kaffeeersatz getrunken. Kneipp sagt, die

Pflanze führe überschüssige Galle ab, reinige die Leber, Milz und Nieren. Sie ist eine sehr wandlungsfähige Pflanze, in der Früh noch strahlend schön mit blauen Blüten wirkt sie am Abend eher grau und verbraucht. Die Wegwarte wächst ja auch unter widrigsten Bedingungen am Straßenrand und ist dort Staub, Schmutz und Abgasen ausgesetzt. Dennoch überlebt sie. Nicht umsonst ist sie einer der besten Entgiftungspflanzen für Umweltgifte, Schadstoffe und auch Schwermetalle.

Botanisch ist sie eng mit dem Löwenzahn verwandt und regt Leber, Milz und Bauchspeicheldrüse an.

◾ Vorkommen
Europa

◾ Verwendete Pflanzenteile
- Wurzel – *Cichorii radix*
- Kraut – *Cichorii herba*
- Blüte – *Cichorii flos*

◾ Inhaltsstoffe
Bitterstoffe, Gerbstoffe

◾ Wirkung
Stärkend, tonisch, entgiftend, leitet Schwermetalle und Umweltgifte aus, reinigend

◾ Einsatzgebiete
Bitteres Anregungs- und Kräftigungsmittel, Appetitlosigkeit, gestörter Gallenabfluss, Leberverstopfung, Leberstörungen, Stoffwechselstörungen, Blähungen, Völlegefühl, Kopfschmerzen, Rheuma (+ Löwenzahn), verschleimte Geblüte, Gelb-, Milz- und Bleichsucht, Stockungen, Verschleimungen im Magen, Unterleib und Brust, Leber-, Galleleiden, Frühlings- und Blutreinigungskuren, Wasser aus den blauen Blüten stärkt die Augen, Krampfwehen, krampfhafte Nachwehen, Entgiftung der Leber und Umweltschadstoffe, Milzprobleme

◾ Zubereitungen
Wegwarte-Tropfen
3–5 × täglich 10 Tropfen

6.2.9 Ysop

Hyssopus officinalis L.
Lippenblütler
Der Ysop (◨ Abb. 6.9) ist aus der Hildegard Heilkunde gut bekannt und wird auch Josefskraut, Eisop oder Joseph genannt. Als Gewürz ist er sehr gut in der Küche einsetzbar. Der Ysop ist eine unscheinbare Seelenpflanze, die unsere Seelenstimmung aufhellen kann. Alles, was wir erleben, was auf uns Einfluss hat, womit wir uns beschäftigen, wie

■ **Abb. 6.9**   Ysop

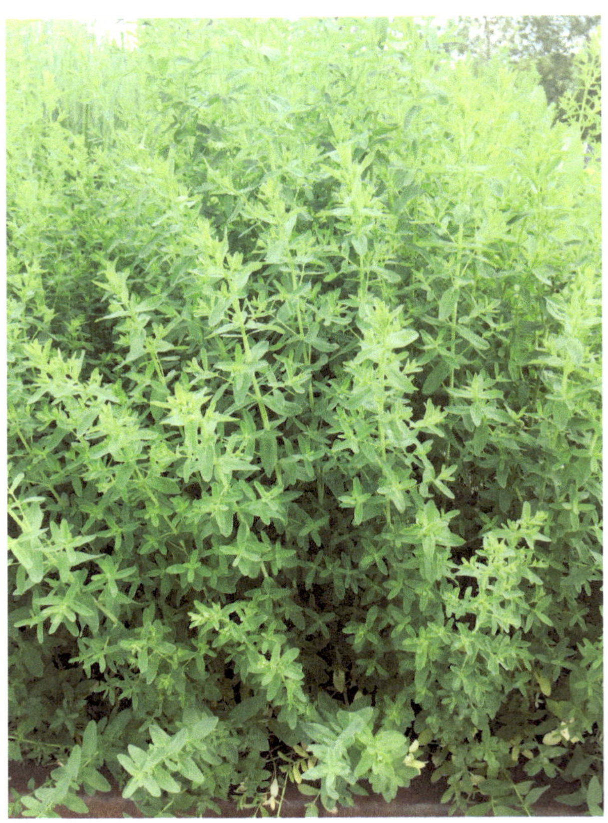

wir etwas emotional erleben, hat nicht nur Einfluss auf unseren Körper, sondern auch auf Psyche, Geist und Seele und umgekehrt. So können Erfahrungen besser verstanden werden. Zu viele Aufgaben können Kopfschmerzen und Spannungsgefühle auslösen, Atembeschwerden, Brustbeklemmungen. Große Belastungen können Erbrechen auslösen. Nervosität kann die Magensäureproduktion erhöhen. Nach großem Ärger können Gallenkoliken auftreten. Der Ysop hat als Gewürz eine wärmende Wirkung und stärkt dadurch das Ich-Bewusstsein. Schmal und hoch mit seinen lanzettlichen Blättern ist der Ysop sehr zielgerichtet und zentriert. Seine violetten Blüten zeigen die Wirkung im psychischen Bereich an.

■ **Vorkommen**

Europa, Marokko, Kaukasus, Iran, Sibirien

■ **Verwendete Pflanzenteile**

Kraut – *Hyssopi herba*

■ **Inhaltsstoffe**

Ätherisches Öl mit Pinocamphon, Isopinocamphon, Limonen, β-Pinen, Pinocarvon, Germacren D, α- und β-Phellandren, β-Caryophyllen, Sabinen, Myrcen, β-Bourbonen, Methyleugenol, 1,8-Cineol, Hydroxyzimtsäurederivate wie Rosmarinsäure, Kaffeesäure, Iroferuloyl-D-glucoseester, Flavonoide wie Diosmin, Hesperidin, Vicenin-2, Marrubiin, Oleanolsäure, Ursolsäure

■ **Wirkung**

Stimmungsaufhellend, erwärmend, krampflösend, belebend, geisterfrischend, klärt, löst Stagnationen und Stillstand auf, bringt in Bewegung, gibt neue Lebensimpulse und hilft Verbohrtheit, Sich im Kreis drehen und Sturheit aufzulösen, verdauungsfördernd, appetitanregend, blutgefäßschützend, entzündungshemmend, antibakteriell, antimikrobiell, antiviral, reinigend, tonisierend, zusammenziehend, krampflösend

■ **Einsatzgebiete**

Verstimmungszustände, Schwächezustände, Müdigkeit, Lungen-, Darmverschleimungen, Erkrankungen der Atemwege, Asthma, Verdauungsstörungen, Herzbeschwerden, Menstruationsbeschwerden, zur Anregung des Kreislaufs

■ **Zubereitungen**
Gewürz

6.3 Heilpflanzen gegen Verstimmungszustände und Depressionen

Winterblues, Antriebslosigkeit, Energiemangel, geringere Leistungsfähigkeit, gedrückte Stimmung, sozialer Rückzug, depressive Verstimmungen und Depressionen nehmen heute sehr zu. In der Schulmedizin werden in der Behandlung meist Antidepressiva verordnet, die aber oft keine ausreichend zufriedenstellende Wirkung zeigen. Die Ursachen dieser Beschwerdebilder sind sehr vielseitig. Dies ist ein großes Einsatzgebiet der Traditionellen Europäischen Medizin in Diagnose und Therapie.

In der Traditionellen Europäischen Medizin wird eine genaue Anamnese erstellt und die Therapie darauf abgestimmt. Neben gut wirksamen Heilpflanzen spielt auch die Ernährung und Lebensführung bei Verstimmungszuständen und Depressionen eine wichtige Rolle. Die australische Studie SMILES (Supporting the Modification of Lifestyle Interventions in Lowered States, 2016) zeigte, dass eine Ernährungsumstellung auf mediterane Kost zu einer Besserung des Allgemeinzustandes führte. Vitamin D und Folsäure spielten dabei eine wichtige Rolle. Botenstoffe wie Melatonin, Serotonin und Dopamin sind wichtig für unsere Stimmung. Serotonin vermittelt Gelassenheit, innere Ruhe und Zufriedenheit, die Stimmung steigt, der Schlaf ist ruhiger. Frauen produzieren etwa ein Drittel weniger Serotonin wie Männer. Deshalb sind Frauen auch häufiger von Stimmungsschwankungen und depressiven Verstimmungszuständen betroffen. Serotonin ist im Körper auch am Schmerzempfinden, der Regulation der Körpertemperatur sowie am Ess- und Sexualverhalten beteiligt. 95 % des Serotonins, das im Körper vorhanden ist, befindet sich in Zellen der Darmschleimhaut, die Serotonin mithilfe der aufgenommenen Nährstoffe produzieren. Da Serotonin die Blut-Hirn-Schranke aber nicht überwinden kann, muss das Gehirn den Neurotransmitter selbst herstellen. Dafür werden Vitamin B3, B6, Magnesium, Zink und die Aminosäure L-Tryphtpan benötigt, deren Anteil in der Nahrung immer weiter zurückgehen. Normalerweise befindet sich

L-Tryptophan in eiweißreicher Nahrung wie Nüssen, Haferflocken, Erbsen, Sojabohnen, Parmesan, Datteln, Bananen, ungeschältem Reis, Amaranth und Quinoa. Durch den synthetischen Süßstoff Aspartam wird Serotonin im Körper zusätzlich noch blockiert. Daneben sind Folsäure, Eisen und Biopterin noch nötig. Ein wichtiger Baustein für die Bildung von Serotonin sind Omega-Fettsäuren aus Algenöl, fetten Seefischen, Lein-, Chiasamen und Vitamin D3. Avocados, Shiitake-Pilze, Datteln, Eigelb, Süßkartoffel sind dabei gute Lieferanten. Folsäure ist in Hülsenfrüchten, Winterkohlarten wie Rosenkohl, Grünkohl, Brokkoli und Blumenkohl, Spinat, Feld- und Endiviensalat.

6.3.1 Aronstab

***Arum maculatum* L.**
  Aronstabgewächs
  Der Aronstab (■ Abb. 6.10) gilt als giftig. Als Heilpflanzen ist er vor allem aus der Hildegard Heilkunde bei Depressionen bekannt.

■ **Vorkommen**
Europa

■ **Abb. 6.10** Aronstab

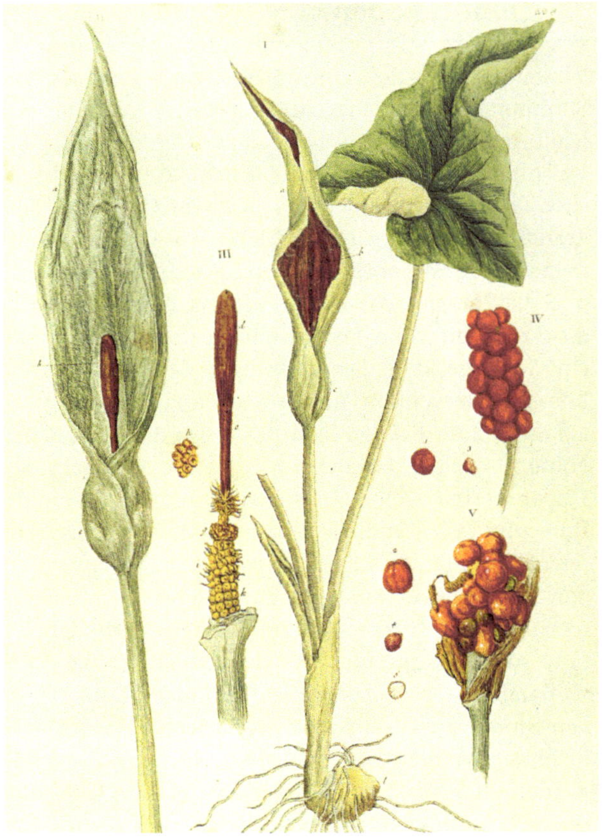

■ **Verwendete Pflanzenteile**

Wurzelstock – *Ari rhizoma*

■ **Inhaltsstoffe**

Scharfstoffe wie Aroin, Aronin, Aronidin, Oxalsäure
  Wenig untersucht

■ **Wirkung**

Stimmungsaufhellend

■ **Einsatzgebiete**

▬ Hildegard von Bingen hat den Aronstabwurzel-Wein bei Schwermut, Melancholie, Depressionen, depressive Verstimmungen in den Wechseljahren, Nervenschwäche, Schlaflosigkeit, Stimmungsschwankungen und Wechseljahrbeschwerden empfohlen. Nach Hildegard ist der Wein eine große Hilfe in den Wechseljahren.
▬ Anwendung: bei leichten Beschwerden 1- bis 2-mal täglich 1 Likörglas, bei starken Beschwerden bis zu 3 mal täglich 1 Likörglas über 1 Monat einnehmen

■ **Zubereitung**

Aronstabwurzel Wein

6.3.2 Borretsch

Borago officinalis L.

Borretschgewächs

Der Borretsch (■ Abb. 6.11) ist hauptsächlich als Gurkenkraut, Borgel, Gurkenkönig, Himmelsstern oder Wohlgemut bekannt. Der Name Wohlgemut weist laut Signaturenlehre auf die wohltuende Wirkung auf das Gemüt hin. Diese Wirkung war vor allem im Mittelalter bekannt. Der Borretsch wurde in der Säftelehre für das melancholische Temperament eingesetzt. Die violette Farbe der Blüten weist auf seine stimmungsauf-

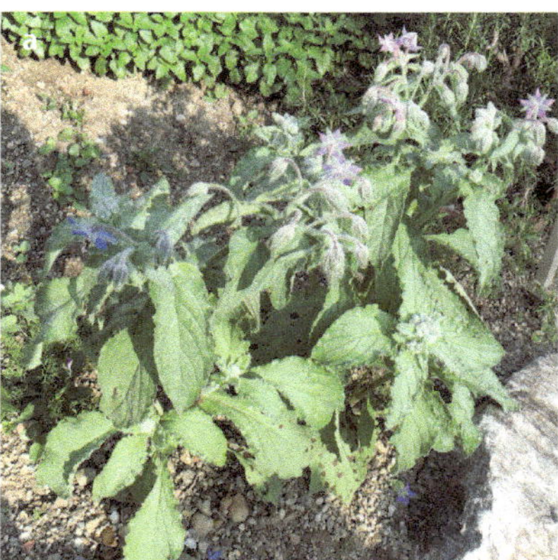
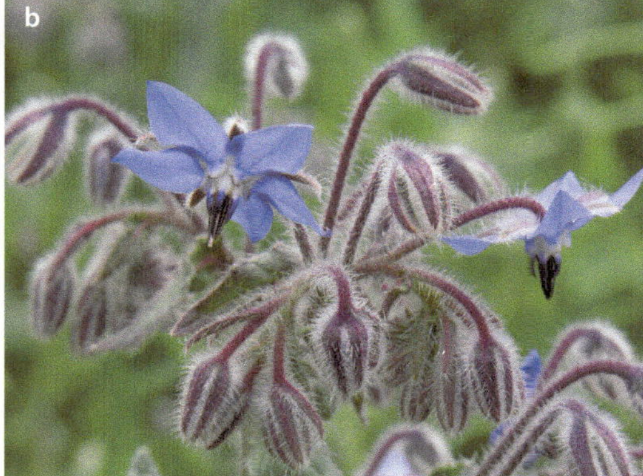

■ **Abb. 6.11 a, b** Borretsch

hellende Wirkung bei Melancholie, Traurigkeit, Verstimmungszuständen, Herzweh, Heimweh und Sehnsucht hin. In der früheren Apothekerkunde zählten Borretsch, Veilchen, Rose und Waldmeister zu den vier herzstärkenden Blüten (*Quatuor flores cardiales*). Daneben unterstützt die Heilpflanze auch die Funktion der Nebennierenrinde und kann gut bei vegetativer Dystonie eingesetzt werden.

Auch Hildegard von Bingen hat diese Wirkung gekannt und die Anwendung des Borretschs empfohlen. Nach Kräuterpfarrer Weidinger unterstützte der Borretsch die Ausgewogenheit. Wenn Kleinigkeiten einen aus der Bahn werfen und durch Erschöpfungszuständen Überempfindlichkeit entsteht, verhilft der Borretsch zu einem Gefühl des „In den Griff bekommen" und der inneren Sicherheit. Die Heilwirkung vertreibt Traurigkeit, Schwermut und Schwere und macht das Herz leichter und fröhlicher.

■ Vorkommen
Mittelmeergebiet, Asien, Amerika

■ Verwendete Pflanzenteile
- Kraut – *Boraginis herba*
- Blüten – *Boraginis flos*
- Samen – *Boraginis semen*

■ Inhaltsstoffe
Ätherisches Öl, Schleimstoffe, Pyrrolizidinalkaloide wie Amabilin, Supinin, Lycopsamin, Intermedin, Kieselsäure, Cyanogene Glykoside, Hydroxyzimtsäurederivate wie Rosmarinsäure, Chlorogensäure, Falvonoide, Hydroxycumarine wie Scopoletin, fettes Öl (Samen)

■ Wirkung
Stimmungsaufhellend, ausgleichend, harmonisierend auf das Gemüt, kühlend, erweichend, entzündungshemmend, kräftigend, blutreinigend, macht ein gutes Blut

■ Einsatzgebiete
Verstimmungen, Melancholie, Herztraurigkeit, Herzklopfen, mit Hitze verbundene Krankheiten, Verschleimungen

■ Zubereitungen
- Tee
- Tropfen
- Gewürz

6.3.3 Eisenkraut

Verbena officinalis L.
Eisenkrautgewächs

Das Eisenkraut (◘ Abb. 6.12), auch Verbene, Taubenkraut oder Vervain genannt, wurde schon von Dioskurides erwähnt. Eingesetzt wurde es bei Ödemen, Entzündun-

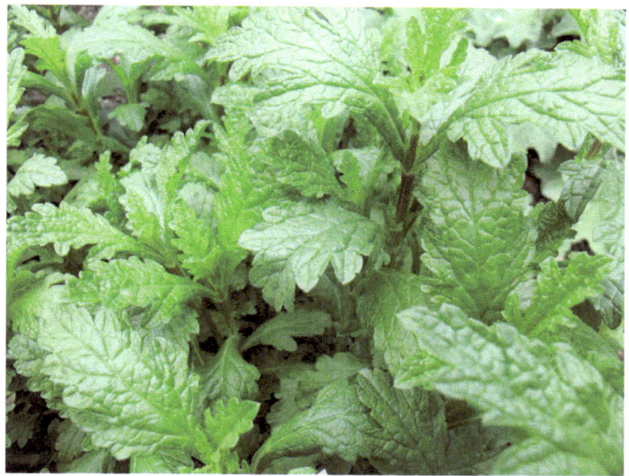

Abb. 6.12 Eisenkraut. (Copyright Heike Rau, Fotolia.com)

gen, Husten und Heiserkeit. Im Alten Ägypten war es der Mondgöttin und Göttin der Heilkunst, Isis, geweiht. Auch die Griechen und Römer schätzten es sehr. Die Römer bewahrten das Eisenkraut im Tempel des Jupiters auf und reinigten damit die Altäre. Es hatte die Kraft, Krankheiten abzuhalten und Feinde zu bezwingen. *Verbena* heißt heiliges Kraut und wurde auch Juno- oder Venusträne genannt. Eisenkraut wurde es deshalb genannt, da es Kraft geben, große Heilkräfte besitzen und wie Eisen schützen sollte.

Für Kräuterpfarrer Weidinger ist das Eisenkraut die Heilpflanze für die Lebensfreude. Freude macht das Unmögliche möglich und bringt Ordnung und Geradlinigkeit in das Bewusstsein und wirkt so gegen Kopfschmerzen, die von Belastungen und Schlafproblemen herrühren. In der Bach-Blüten-Kunde ist das Eisenkraut die Blüte Vervain, die Begeisterungsblüte. Im Übereifer, sich für eine Sache einzusetzen, betreibt man Raubbau mit seinen Kräften und wird dabei kraftlos, reizbar, innerlich aufgedreht, nervös und findet das richtige Maß für seinen Einsatz nicht mehr. Die Blüte Vervain verhilft zu Gelassenheit und zum rechten Einsatz seiner Kräfte.

■ **Vorkommen**

Gemäßigte Zonen

■ **Verwendete Pflanzenteile**

Kraut – *Verbenae herba*

Wichtig ist, dass in der Heilkunde das echte Eisenkraut angewendet wird. Das Zitroneneisenkraut hat die Wirkung nicht bzw. nur teilweise.

■ **Inhaltsstoffe**

Iridoidglykoside wie Verbenalin, Hastatosid, Dihydrocornin, Kaffeesäurederivate wie Verbascosid, Isoverbascosid, Martynosid, Flavonoide wie Luteolin-7-O-diglucuronid, Diglucuronide des Apigenins und Acacetins, Stachyose, β-Sitosterol, Ursolsäure, Lupeol, ätherisches Öl

■ Wirkung

Nervenstärkend, psychisch stärkend, Steigerung der Lutropin-(LH)-Abgabe, Steigerung der Follitropin-(FSH)-Abgabe, antithyreotrop, Hemmung der hCG-Sekretion der Placenta, positiv inotrop infolge Erhöhung des Prostacyclinspiegels im Blut, Hypophysenmittel, entzündungshemmend, schmerzstillend, wehenerregend, geburtserleichternd, nervenstärkend, milchbildend, anregend auf Eisprung und Menstruation, antibakteriell, antiviral, urintreibend, schweißtreibend

■ Einsatzgebiete

Nervöser Übereifer, immer im Einsatz, psychische Erschöpfung, Kräfteverlust, nervöser Erschöpfungszustand, Anspannungen, Überaktivität, Zyklusstörungen, Unfruchtbarkeit, zu lange Austreibungsphase bei der Geburt, fördert das Austreiben der Nachgeburt, Schwinden der Kraft während der Geburt, verstopfte Leber-, Milz-, Nierenleiden, schwerer Atem, Fieber, vertreibt Harnsteine, Wassersucht, Stein, Grieß, Kopfweh, Fehlgeburten, Kindbettfieber, Augenentzündungen, Keuchhusten, Atemnot

6.3.4 Harze

Myrrhe

Commiphora myrrha, Commiphora molmol
Balsamstrauchgewächs

Der Myrrhenbaum ist ein Baum, dessen Harz (■ Abb. 6.13) schon seit Jahrtausenden angewendet wird. Sogar in der Bibel findet die Myrrhe Erwähnung. Der Baum wird im arabischen Raum bis zu 10 m hoch.

murr (semitisch) bedeutet bitter.

Myrrhe und Weihrauch galten als „göttlicher Wohlgeruch". Die Harze wurden früher mit Gold aufgewogen, so wertvoll waren sie. Sie waren Bestandteil des heiligen Salböls. Für die Ägypter war der Myrrhenduft Symbol für Liebe und Sinnlichkeit. Heute noch wird er für einen gesunden Schlaf nach einem anstrengenden Tag, zu viel Kopfarbeit, Sorgen, Stress oder bei innerer Unruhe geräuchert, da er sehr erdet. Myrrhe beruhigt die Nerven und löst Verschleimungen der Atemwege.

Das Harz war in der Heilkunde auch unter *Gummi-resina Myrrha* oder Rothe Myrrhe bekannt.

Gold, Weihrauch und Myrrhe kennen wir gut aus der christlichen und abendländischen Tradition. Sie waren in den Traditionellen Heilsystemen und in der Medizin schon immer wertvolle Heilmittel.

Die Myrrhe hat eine wohltuende Wirkung auf unseren psychischen Bereich. Sie wird heute einerseits in der Behandlung von Geisteskrankheiten, andererseits für Menschen eingesetzt, die die Hoffnung im Leben verloren haben, die nicht mehr wissen, warum sie nochmals aufstehen, weitermachen und weitergehen sollten, die den Sinn im Leben und die Freude am Leben verloren haben. Diesen Menschen bringt die Myrrhe die Hoffnung zurück. Die Hoffnung, dass alles wieder gut wird, alles gut ist, so wie es ist, alles im Leben einen Sinn hat und es wert ist, aufzustehen und Schritt für Schritt weiterzugehen.

◘ Abb. 6.13   Myrrhe

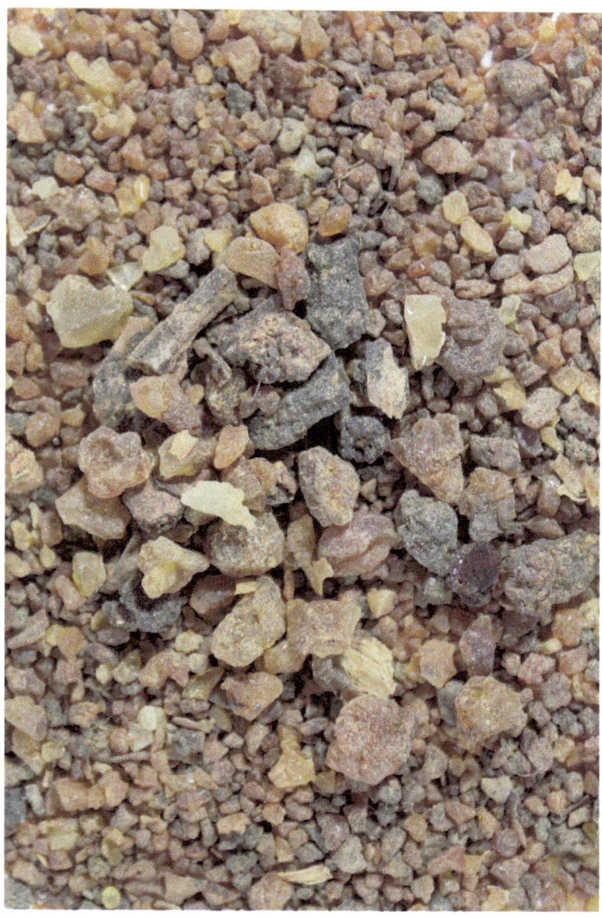

Die Myrrhe hilft auch Ärzten und Therapeuten in ihrer Arbeit mit psychisch kranken oder geisteskranken Menschen, da diese ruhiger und zugänglicher sind.

Das Gold ist zwar ein Metall, kann aber durch spezielle Verarbeitungsmethoden, die man in der Anthroposophischen Medizin, Alchemie und Spagyrik kennt, so verarbeitet werden, dass es seinen metallischen Charakter verliert und in einen organischen Charakter übergeführt wird, sodass das Heilmittel auch in den Körper aufgenommen werden und wirken kann. Das Gold, als Metall der Sonne, bringt das Licht und die Wärme in das Herz, das Leben und die Psyche der Menschen zurück, die unter Depressionen leiden. Die Menschen beschreiben dies auch so – in ihnen ist es finster geworden, sie sehen das Licht nicht mehr. Hier hilft das Heilmittel Gold die Wärme und das Licht ins Leben wieder zurückzubringen.

Gold, Weihrauch und Myrrhe helfen, das Licht, die Hoffnung und die Stärke ins Leben zurückzuholen.

Ich empfehle diese drei Mittel gerne in Kombination den Menschen, die von Schicksalsschlägen in ihrem Leben sehr geprüft werden, schwere Lebenslektionen als Aufgaben bekommen und mit Krebsgeschehen, lebensbedrohlichen Zuständen oder Tod konfrontiert werden oder worden sind.

- **Vorkommen**

Arabien, Somalia, Jemen, Sudan, Äthiopien

- **Verwendete Pflanzenteile**

Das Harz als Tinktur, ätherisches Öl oder zur Räucherung

- **Inhaltsstoffe**

20–40 % Harz, 3–10 % ätherisches Öl, Schleim, Pektine und Gummi

- **Wirkung**

Psychisch stärkend, Trost und Hoffnung spendend, Lebensfreude aktivieren, macht innerlich ruhig, entzündungshemmend, desinfizierend, schmerzstillend, antibakteriell, wundheilend, pilzfeindlich, gewebestärkend, narbenbildend

Myrrhe wirkt gegen Bakterien und Pilze im Körper, ohne die nützlichen Bakterien und Pilze abzutöten.

- **Einsatzgebiete**

Depression, Hoffnungslosigkeit, Mutlosigkeit, Verbitterung, Freudlosigkeit, Traurigkeit, Mund-, Rachen-, Magen-, Darmschleimhautentzündungen, Zahnfleischentzündungen, Parodontose, Durchfall, Wunden, Darm-Pilze, Pilze im Mund, Magen-Darm-Verschleimungen, Speisen nur schwer verdaubar, liegen zu lange im Magen, Druck, Blähungen

- **Zubereitungen**
  - Tropfen
  - Räucherung
  - Ätherisches Öl
  - Tinktur

Bei Zahnfleischentzündung 1 Tropfen Myrrhentinktur auf einen Finger geben und das Zahnfleisch massieren – mehrmals täglich

Kinder, Prothesenträger (Druckstellen) – einige Tropfen Myrrhentinktur in lauwarmes Wasser und spülen und gurgeln

Die Salbe wird als Wundsalbe verwendet, da sie desinfizierend, gewebestärkend und narbenbildend wirkt

- **Weihrauch**

***Boswellia serrata* ROXB.**
Balsambaumgewächs

Der Weihrauch (■ Abb. 6.14) ist aus der christlichen Tradition sehr bekannt. Schon in der Bibel wird seine Verwendung beschrieben. Auch in der Heilkunde wird der Weihrauch seit Jahrtausenden angewendet. Heilkundige wie Galen, Hippokrates, Celsus, Marcellus oder Dioskurides setzten den Weihrauch schon bei Erkrankungen des Bewegungsapparates, des Magen-Darm-Trakts, der Atemwege, Haut, der Geschlechtsorgane und bei Krebsgeschehen ein.

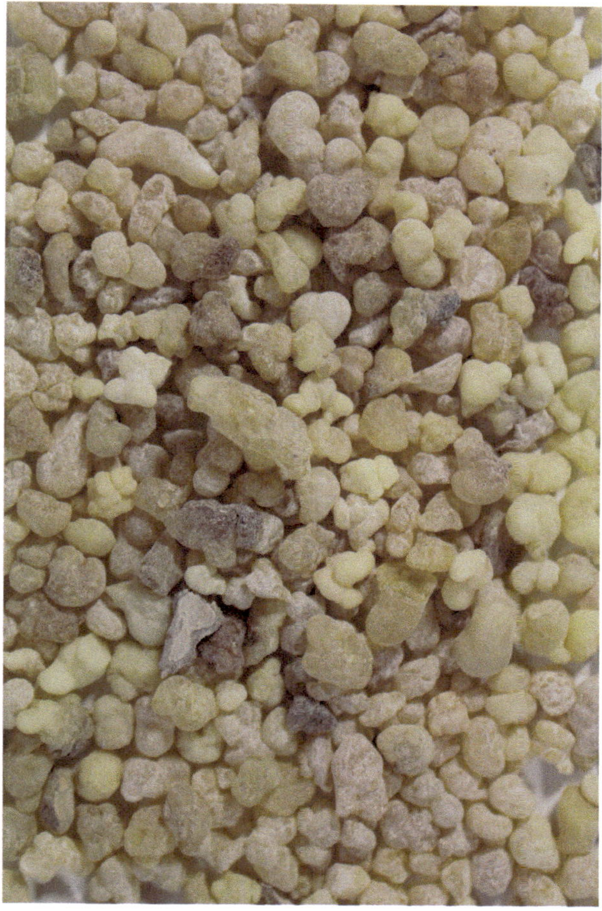

Abb. 6.14   Weihrauch

Es gibt sehr viele verschiedene Weihraucharten. Besonders eine Weihrauch-Art, der Indische Weihrauch (*Boswellia serrata*), mit seiner hohen Konzentration an Boswellia-Säuren, wird heute bei Entzündungen im Körper breit empfohlen.

Im psychisch-seelischen Bereich symbolisiert der Weihrauch Stärke und Kraft im Leben. Wenn Menschen auf ihrem Weg durch Anforderungen, Schicksalsschlägen und Härte die Kraft ausgegangen ist, sie nicht mehr die Kraft haben, noch einmal aufzustehen und weiterzugehen, wieder von vorne zu beginnen, wenn Menschen sich verausgabt haben, ins Burnout gegangen sind – diesen Menschen bringt der Weihrauch die Stärke und die Kraft zurück, um weitermachen zu können, die Dinge in Angriff zu nehmen oder durch schwere Therapien durchgehen zu können.

▪ Vorkommen

Orient, Somalia, Äthiopien

▪ Verwendete Pflanzenteile

Harz – *Olibanum*

■ Inhaltsstoffe

Ätherisches Öl mit α-Thujen, α-Phellandren, α-Pinen, Harz mit Boswellia-Säuren (pentazyklische Triterpene vom Ursan- bzw. Oleanan-Typ), 3-Acetyl-11-keto-β-Boswelliasäure, β-Boswelliasäure, 11-Keto-β-Boswelliasäure, 3-Acetyl-β-Boswelliasäure, tetracylische Tirucallsäuren, Schleimstoffe wie D-Galactose, D-Arabinose, D-Mannose, 4-Methyl-D-Glucuronsäure, weitere Monosaccharide

■ Wirkung

Psychisch stärkend, Kraft gebend, aufbauend, schmerzstillend, entzündungshemmend durch die direkte Hemmung der 5-Lipoxygenase (greifen direkt in den Entzündungsvorgang ein), modifiziert das Immunsystem durch die Hemmung verschiedener Zytokine

■ Einsatzgebiete

Kraftlosigkeit, Burn out, Erschöpfungszustände, am Ende der Kräfte angelangt, Gelenksschmerzen, Rheuma, Arthritis, rheumatoide Arthritis, Kniegelenksarthrosen, Morbus Crohn, weitere Autoimmunerkrankungen, Colitis ulcerosa, hohe Entzündungsfaktoren im Körper, Asthma bronchiale, kollagene Kolitis, Katarrhen, Heiserkeit, Halsschmerzen, Fluor albus, Gonorrhö, Magenverschleimung, Magenschwäche, alter verschleimter Husten, Krämpfe, Nervenschmerzen, Eiterungen von Abszessen, Furunkel, Geschwüre, Verhärtungen

■ Zubereitungen

Salben, Cremen
   Kapseln, Tabletten

6.3.5 Johanniskraut

Hypericum perforatum L.
Johanniskrautgewächs

Das Johanniskraut (Abb. 6.15) war schon im Altertum als Heil- und Zauberpflanze bekannt. Hildegard von Bingen, Albertus Magnus, Paracelsus oder die Seherin von Prevost priesen seine Wirkung sehr. Die Seherin von Prevost verwendete es sogar als Amulett. Sie verordnete den Aufguß tropfenweise einzunehmen, meist in einer Siebenzahl und zu ungeraden Stunden. Paracelsus erlebte nicht nur einmal die Heilung von Stichwunden bei Kriegsverletzten mit dem Johanniskrautöl. Er meinte, dass kein Kraut in der Heilung von Wunden, Quetschungen, Bein- und Darmbrüchen, Verrenkungen, faulen Schäden diesem beikomme, so daß man es nicht genug loben könne.

Das Johanniskraut ist der Signaturenlehre nach die Sonnenpflanze schlechthin. Es vermag das Licht und die Wärme der Sonne in die Psyche der Menschen zurückzubringen. Immer wieder beschreiben Menschen, die unter Depressionen leiden, dass es in ihnen dunkel geworden ist und sie das Licht nicht mehr sehen. Hier bringt das Johanniskraut das Licht, die Wärme und die Kraft zurück.

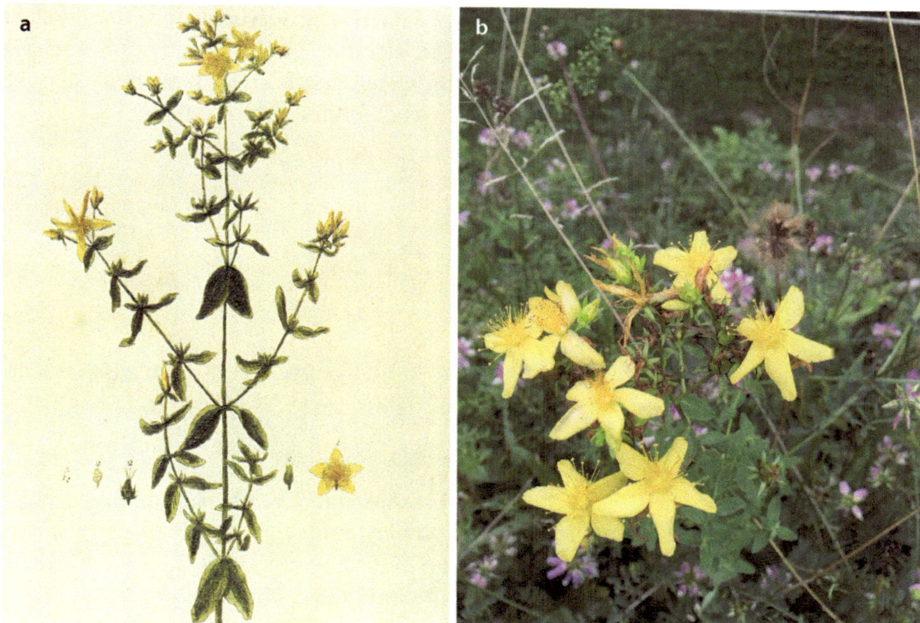

■ **Abb. 6.15** **a** Johanniskraut, **b** Johanniskrautblüten

Das Johanniskraut ist die Heilpflanze mit den stärksten Verbindungen zur Sonne. Es ist ein Lichtkeimer, ohne Licht keimen seine Samen nicht. Es blüht um die Johanniszeit, wenn die Sonne am höchsten steht und die Tage am längsten sind. Wer seine intensiv gelben Blüten schon einmal betrachtet hat, kann die Stempel erkennen, die wie Sonnenstrahlen lachen.

Manche sehen im Johanniskraut auch die Verbindung von Sonne und Jupiter vereinigt, sodass es nur an einem Sonntag und in der Sonnenstunde gepflückt werden sollte, womöglich wenn Sonne und Jupiter in Verbindung oder sonst in einem guten Aspekt stehen.

Linné war der Meinung, diese Blume frühmorgens vor dem Tau, noch ehe sie sich aufgetan, und überhaupt als Knospen, in denen die balsamische Kraft enthalten ist, einzusammeln.

Hat der Lavendel seine Wirkung auf den Geist eines Menschen, wirkt das Johanniskraut auf die Psyche. Es hilft mit der Kraft und Energie der Sonne, neu aufzubrechen. Die Germanen nannten es das Gold der Pflanzenwelt. Auch spezielle Zubereitungen von Gold werden in der Anthroposophischen Medizin bei Depressionen und Dunkelheit der Seele angewendet.

Von Homöopathen wird das Johanniskraut „Arnika der Nerven" genannt und wird bei Nervenverletzungen oder Nervendurchtrennungen nach Operationen oder Unfällen in homöopathischer Zubereitung eingesetzt.

Diese wunderbare Heilpflanze ist also durch und durch ein Nervenheilmittel.

Es wird auch Johannisblut, Hexenkraut, Hasenkraut, Harthei, Teufelsflucht oder Christiwundkraut genannt.

Nach Kräuterpfarrer Weidinger ist es die Pflanze für den Neuaufbruch und um neue Hoffnung zu schöpfen. Dem Leben eine neue Richtung geben. Es gibt eine lebendige Hoffnung auf die Zukunft. Neue Vorsätze mit neuen Lebenseinstellungen können eingehalten werden und der Weg in die Zukunft ist damit fest und zielstrebig.

■ Vorkommen
Europa, westliches Asien

■ Verwendete Pflanzenteile
Kraut – *Hyperici herba*
   Öl – *Hyperici oleum*
   Das Kraut wird im Juni und Juli gesammelt und getrocknet. 5 Teile frisches Kraut geben 1 Teil getrocknetes.

■ Inhaltsstoffe
Naphthodianthrone wie Hypericin, Proto-, Protopseudo-Cyclohypericin, Pseudohypericin, Skyrinderivate, Phloroglucinderivate wie Hyperforin, Adhyperforin, Furanohyperforine, Flavonoide wie Hyperosid, Rutosid, Biflavone wie I3,II8-Biapigenin, Amentoflavon, Xanthonderivate, oligomere Procyanidine, ätherisches Öl

■ Wirkung
Kraut: Antidepressiv, schmerzstillend, antineuralgisch, wundheilend, entzündungshemmend, entkrampfend, entspannend, fördert den Optimismus, Lebensfreude, Heiterkeit, beruhigt erregte Nerven, gibt gesunden Schlaf, gut gegen Kopfschmerzen
   Es hemmt die Wiederaufnahme von Serotonin, Noradrenalin und Dopamin, GABA und l-Glutamat. Diesen erstaunlich starken Hemmeffekt auf Nervenzellen sowie Ionenkanäle (GABA, NMDA) kann man bei keinem synthetischen Antidepressivum sehen. Man nennt es „nicht kompetitiver Hemmmechanismus", weiters kommt es zu β-Down-Regulation und 5HT2-Up-Regulation.
   Öl: wundheilend bei Nervenverletzungen nach Unfällen, Operationen, Brandwunden, entzündungshemmend
   Cave: Photosensibilisierende Wirkung – sie tritt häufig unter Einnahme von konzentrierten Johanniskrautpräparaten auf!
   Wechselwirkungen von konzentrierten Extrakten mit anderen Medikamenten wie gerinnungshemmenden Mitteln, Ciclosporin, Digoxin, Pille, Psychopharmaka

■ Einsatzgebiete
Psyche: Leichte bis mittelschwere Formen von endogener, neurotischer und lavierter Depression, psychovegetative Störungen, Angstzustände, nervöse Unruhe, Verletzungen des Körpers und der Seele, Nervosität, Wetterfühligkeit, innere Unruhezustände, nervöse Erschöpfung, geistige Überanstrengung, Melancholie, Verdunkelung der Psyche, Schwermut, Trübsinn, Niedergeschlagenheit, Ängstlichkeit, Ungewissheit, Nachtwandeln, für empfindsame, leicht verletzbare, melancholische Menschen, denen die Lebensfreude und der Frohsinn abhandengekommen sind.

Körper: nervöse Magen-Darm-Beschwerden, Blutreinigung, Verbesserung der Blutsubtilität, Nervenschmerzen, Schwindel-, Schlaganfälle, Zittern an Händen und Füßen, nervöse Herzbeschwerden, nervöse Kopfschmerzen, Nervenschwäche, Nervenschmerzen, Magen-, Bauch-, Unterleibskrämpfe, Blähungen, Bettnässen, Leberleiden, einseitige, spannende und brennende Gesichts- und Kopfschmerzen, Bleichsucht der Mädchen und Nervenverstimmungen der Burschen in der Pubertät, krankhafter Somnambulismus

Menschen, die zu wenig Licht tanken können. Licht ist eine essenzielle Energiequelle für die Nerven. Wer zu wenig Licht danken kann, konstitutions- oder situationsbedingt, wird trübsinnig und depressiv.

Johanniskrautöl: Verletzungen von Nerven, Quetschungen, Wunden, Stichverletzungen, Phantomschmerzen, Brandwunden, Gicht, Rheuma, Ischias, Hexenschuss, Krämpfe, Koliken

Das Johanniskraut hat auch eine besondere Beziehung zum Blut. Es wurde früher auch „sanguis hominis" genannt. Kraut und Öl sollen eine blutbildende und bluterneuernde Kraft haben. Deshalb sollte man bleichsüchtigen Mädchen und Jungen in den Entwicklungsjahren täglich abends vor dem Schlafengehen eine Tasse Johanniskrauttee, mit Honig gesüßt, trinken lassen. Es bringt das menschliche Blut auch sonst in die richtige Zusammensetzung und Subtilität, erhält seine natürliche Wärme und fördert durch leichtes Schwitzen die Ausscheidung von allen schädlichen Stoffen. Daher trägt es zu einem langen und gesunden Leben bei.

■ Zubereitungen

— Tee
— Tropfen
— Dragees, Filmtabletten, Kapseln
— Öl

Die homöopathische Zubereitung *Hypericum* wird eingesetzt bei photosensiblen Dermatosen, funktionellen und arteriosklerotischen Depressionen, Zustände nach Schädel-Hirn-Trauma, Nervenquetschungen, Nervendurchtrennungen, nach Operationen, Traumata, Depressionen. *Hypericum* wirkt auf das Zentralnervensystem, besonders auf die psychischen Zentren, periphere Nerven und Haut.

Teemischung für gute Stimmung
— Johanniskraut
— Grüner Hafer
— Weißdorn
— Veilchen
— Eisenkraut
— Rosmarin

zu gleichen Teilen

6.3.6 Kava-Kava

Piper methysticum
Pfeffergewächs

Kava-Kava (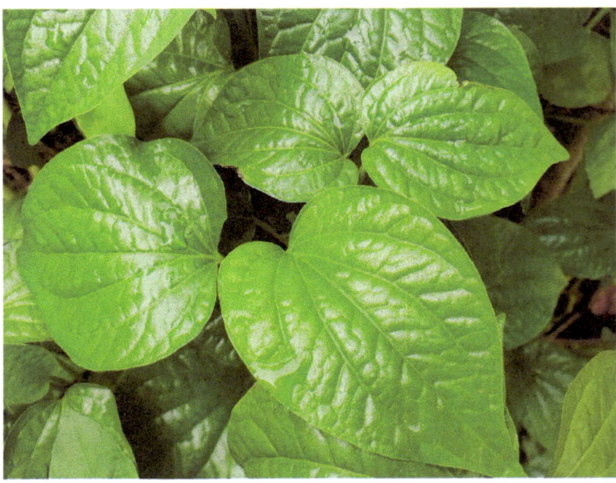 Abb. 6.16) stammt aus dem Südpazifik und ist dort ein weit verbreitetes Strauchgewächs. Die Bewohner bereiten daraus einen Trank oder kauen den Wurzelstock. Die Wirkung ist dosisabhängig:

- Geringe Dosen – psychomotorisch anregend
- Hohe Dosen – rauschartige Zustände, schlafähnlicher Zustand

Der Bewusstseinszustand bleibt trotzdem klar, es gibt auch keine Nachwirkungen, die Menschen fühlen sich erfrischt – ähnlich wie bei Tranquilizern.

- Wirkung: Wurzel wirkt angstlösend, beruhigend, schlafanstoßend, muskelentspannend
- Wirkstoffe: Kavapyrone, Flavonoide, äth. Öl
- Einsatz: nervöse Angst-, Spannungs- und Unruhezustände, Frauen mit psychischen Problemen im Wechsel

2002 wurden die Kava-Kava-haltigen Arzneimittel vom Markt genommen wegen lebertoxischer unerwünschter Wirkungen?

Extractum Kavae fluidum: Kava-Kava-Fluidextrakt

Aus 1000 g gepulverter Kavawurzel und q.s. einer Mischung aus 3 Teilen Weingeist (91 %) und 2 Teilen Wasser im Verdrängungswege hergestellt. Man fängt die ersten 875 ccm Perkolat auf und stellt 1000 ccm Fluidextrakt her.

Als Stärkungsmittel verwendet

Abb. 6.16 Kava-Kava. (Copyright Abinkung, Fotolia.com)

6.3.7 **Schlangenwurz**

***Rauwolfia serpentina* (L.) Benth.**
Hundsgiftgewächs

Die Schlangenwurz (■ Abb. 6.17) ist in erster Linie als Blutdruckmittel bekannt. Ihre Wirkung ist zum Großteil zentral bedingt. Der Angriffspunkt ist das limbische System im Zwischenhirn, wo auch die sogenannten Tranquilizer, moderne Psychopharmaka gegen Angst und Spannungszuständen, ansetzen. Die Wirkung führt zu einer Entspannung im peripheren Gefäßsystem und damit zur Blutdrucksenkung. Gleichzeitig wirkt sie als Neuroleptikum bei psychotischen Erregungszuständen mit wahnhaft-halluzinatorischen Störungen. Früher benutzten die Ärzte sie wegen ihrer Wirkung auch zur Behandlung von Schizophrenie. Heute werden dafür moderne Neuroleptika eingesetzt. Geringe Dosen der Schlangenwurz wirken auch gut angstlösend und vegetativ regulierend.

■ **Vorkommen**
Tropische und subtropische Gebiete, Himalaya

■ **Verwendete Pflanzenteile**
Wurzel (*Rauwolfia radix*)

■ **Wirkstoffe**
Über 25 Alkaloide wie Rescinamin, Deserpidin, Serpentin, Ajmalin oder Raubasin, neben anderen Wirkstoffen

■ **Wirkung**
Angstlösend, beruhigend, mild blutdrucksenkend, antiarrhythmisch

Die Wirkung baut sich langsam über 2 bis 3 Wochen auf und bleibt nach Absetzen der Einnahme noch Wochen bestehen. Die Dosierung wird langsam gesteigert.

Cave: Während der Einnahme können verstopfte Nase, Mundtrockenheit, verlangsamter Herzschlag, Müdigkeit, Potenzstörungen oder depressive Verstimmungen auftreten. Deshalb sollten Zubereitungen aus der Wurzel bei Depressionen oder während der Schwangerschaft und Stillzeit nicht eingenommen werden!

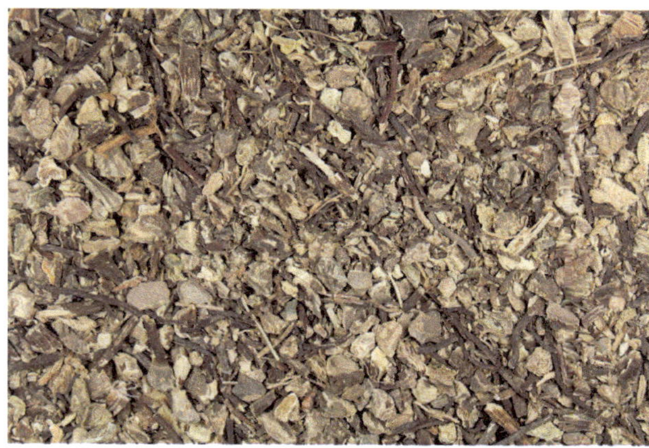

■ **Abb. 6.17** Schlangenwurz

- **Einsatzgebiete**

Leichter bis mittelschwerer, essentieller Bluthochdruck mit Angst und Spannungszuständen, innerer Unruhe, Hitzewallungen, Bluthochdruck mit Kopfdruck, Herzbeklemmungen und Schwindel

- **Zubereitungen**
- Tinktur und Tee wurden früher angewendet
- Homöopathische Essenz

6.3.8 **Stockmalve**

Althaea rosea (L.)
Malvengewächs

Die Stockrose (◖ Abb. 6.18) wird heute nur mehr selten verwendet. Sie gehört zu den Eibischgewächsen und enthält Schleimstoffe als Hauptwirkstoffe. Sie fällt durch ihre hohe Gestalt und die schönen, großen, leuchtenden Blüten in vielen Gärten und an Zaunrändern auf und fehlt in keinem Bauerngarten. Schon alleine der Anblick schenkt Heiterkeit und Frohsinn.

Im psychischen Bereich sind die Blüten der Stockrose etwas für das Gemüt und das Herz. Besonders wenn Bluthochdruck von psychischen Spannungszuständen herrühren, kann die Stockrose unterstützen, den Blutdruck zu regulieren. Sie hilft, inneres Abkapseln und Hemmungen zu lösen, zwischenmenschliche Barrieren abzubauen und Nähe, Kontakt und Beziehungen zuzulassen. Von der Signatur her kann man das Abkapseln sehr gut an den Kapseln erkennen, die sich nach Abfallen der Blütenblätter bilden. Durch die Gelöstheit kann Heiterkeit und Freude wieder entstehen.

- **Verwendete Pflanzenteile**
- Blüten (*Malvae flos*)
- Blätter (*Malvae folium*)
- Samen und Kapseln – hauptsächlich in der Volksmedizin

Die Blüten werden nach dem Aufblühen mit den Kelchen in den Sommermonaten gesammelt und sorgfältig getrocknet, um die schöne Farbe zu erhalten.

- **Inhaltsstoffe**
- Schleimstoffe, v. a. Polysaccharide, Flavonoide, v. a. 8-O-Glucoronide des Hypolaetin, Isocutelarein und Gossypetin-3-O-glucosid, Flavonoidesulfate, Gerbstoffe, ätherisches Öl,
- in den Blüten noch zusätzlich Anthocyane wie Malvin, Delphinidin und Spuren von Cumarinen

- **Wirkung**

Heiter machend, lösen innere Abgrenzungen, entzündungshemmend, reizlindernd, heilend, kühlend, Schleimhaut aufbauend und schützend

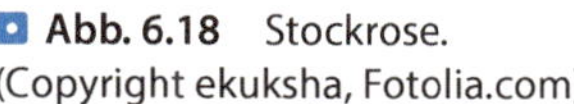

■ **Abb. 6.18**　Stockrose.
(Copyright ekuksha, Fotolia.com)

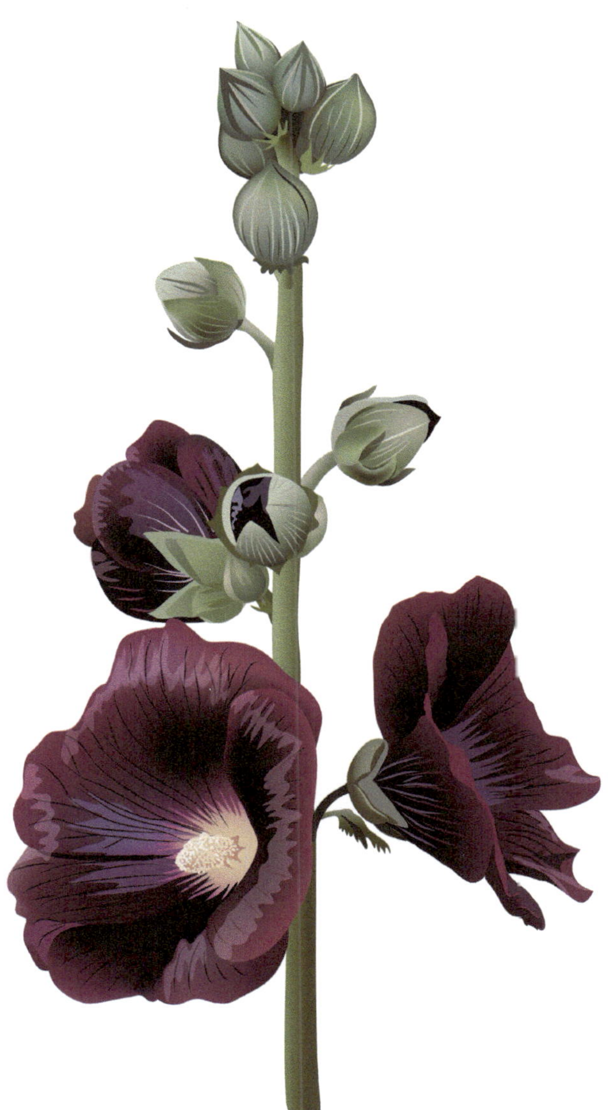

■ **Einsatzgebiete**

Inneres Abkapseln und Zurückziehen, verschlossenes Gemüt, psychisch bedingte Blut-
druckschwankungen und Bluthochdruck, Schleimhautentzündungen, -reizungen im
Hals-Rachen-Bronchien-, Magen-Darm-Bereich, Katarrhen der Luftwege, trockener
Husten, Erkältungskrankheiten, Halsschmerzen, Koliken, nach Durchfallerkrankun-
gen, um die Darmschleimhaut wieder aufzubauen

■ **Zubereitungen**
— Teemischungen
— Tropfen

- Hustenpastillen
- Gurgellösungen
- Kräuteröl
- Einreibungen
- Heilwein

6.3.9 Veilchen

Viola odorata
Veilchengewächs

Das Veilchen (◘ Abb. 6.19), eine weitere Frühlingsblume, wird auch die „Zarte" oder „Schöne" genannt. Sie hat im Gegensatz zur gelben Farbe der Schlüsselblume und Primel eine lila bis dunkel-violette Farbe, was auf die Wirkung im psychischen Bereich hinweist. Die Farben lila bis violett weisen in der Signaturenlehre auf die Wirkung im psychisch-geistigen Bereich hin. Diese lila Farbe des Veilchens wurde früher in der Kirchenmalerei verwendet, um die Sehnsucht nach Gott darzustellen.

Allseits bekannt ist der Veilchen-Wein der Hildegard von Bingen. Hildegard sagte schon damals: „Veilchenwein macht gute Stimmung." Und tatsächlich zeigt der Wein gute Wirkung vor allem bei Verstimmungszuständen, Antriebslosigkeit und Depressionen im Winter, wenn das Licht, die Farben und die Wärme fehlen. Nach dem Ähnlichkeitsprinzip galten früher violett blühende Blumen als Heilmittel bei melancholischen Zuständen.

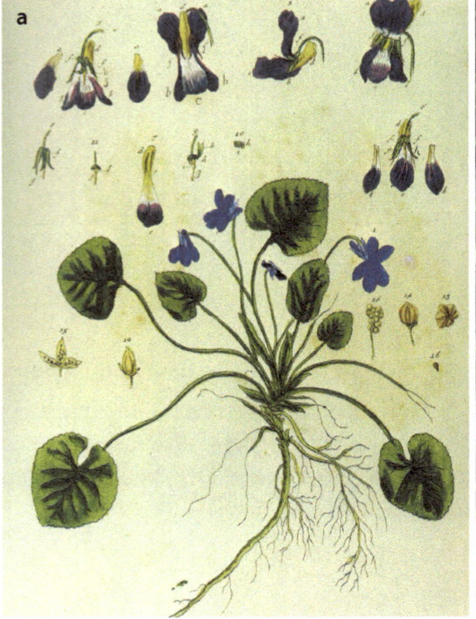
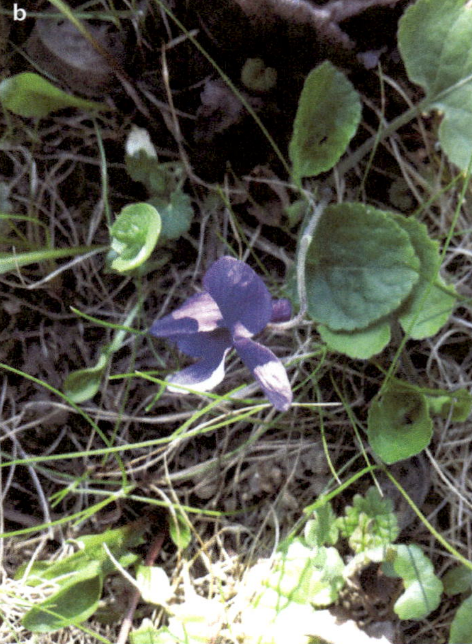

◘ Abb. 6.19   a Veilchen, **b** Veilchenblüte

In der Antike war das Veilchen sogar eine heilige Blume. Es stand für Hoffnung und Bescheidenheit.

Weitere Name für das Veilchen sind Dreifaltigkeitsblume, Tag- und Nachtblume, Je länger je lieber, Treisamkraut, Siebenfarbenblümchen.

■ **Vorkommen**

Europa

■ **Verwendete Pflanzenteile**

Kraut – *Violae odoratae herba*

Wurzel – *Violae odoratae radix*

Die Blüten werden bei beginnender Blüte im April gesammelt, von den Kelchen befreit und entweder sofort zu Sirup weiterverarbeitet oder sorgfältig im Schatten getrocknet und vor Licht geschützt aufbewahrt. Zur Erhaltung des Geruchs wurde immer *Rhizoma Iridis* ins Aufbewahrungsgefäß dazu gegeben.

■ **Inhaltsstoffe**

Saponine, Glycoside, Anthocyan, emetinhaltiges Alkaloid (einheimisches Ipecacuanha)

■ **Wirkung**

Stimmungsaufhellend, fröhlich machend, macht innerlich ruhig, blutreinigend, schleimlösend, hustenreizstillend, entzündungshemmend

■ **Einsatzgebiete**

Stimmungsschwankungen, Winterdepression, Melancholie, Traurigkeit, Blutreinigungskuren, Husten, Erkältungen, Katarrhen, chronische Bronchitis in Teemischungen, Beschwerden der Atemwege, Kopfschmerzen, Müdigkeit, Schlaflosigkeit, Hysterie, Hypochondrie

- Die Veilchensalbe wird in der Hildegard Heilkunde bei Narben, Zysten, Bindegewebsknoten, Mastopathie, Brustkrebs, geschwollene Lymphknoten, Narbenbehandlung, Hautkrebs, Schutz vor Strahlenschäden, Störfeldbeseitigung, Stirnkopfschmerzen, Nebenhöhlenkopfschmerzen zur Massage eingesetzt.
- Der Veilchenwein wird bei Depressionen, Arbeitsunlust, Antriebslosigkeit, Herztraurigkeit, Bedrücktheit und Schwermut empfohlen. Anwendung: 3–4-mal täglich 1 Likörglas trinken.

Veilchenfußbäder machen einen gesunden tiefen Schlaf.

■ **Zubereitungen**

Bestandteil von Hustenteemischungen

Veilchen-Wein der Hildegard von Bingen

Depressionen, Antriebslosigkeit, Melancholie, Herztraurigkeit, Bedrücktheit, Schwermut
Anwendung: 3–4-mal täglich 1 Likörglas trinken.

Veilchen-Sirup
- 100 Teile frische, zerquetschte Veilchenblüten
- 300 Teile Zucker
- 60 Teile Alkohol
- 40 Teile Glycerin

6.4 Heilpflanzen für Energie und Stärkung

Viele Menschen leiden heute unter Erschöpfungszuständen, Müdigkeit, Konzentrationsproblemen, Antriebslosigkeit. Die Erschöpfung kann körperlich-psychische und/oder geistig-seelische Ursachen haben. Meist ist es beides, da Körper, Psyche, Geist und Seele zusammenwirken. Zu allererst sollte eine organische Erkrankung ausgeschlossen werden, wie Erkrankungen der Nebenniere, Schilddrüse, Leber oder Krebserkrankungen. Erschöpfung hängt immer von der jeweiligen Lebenssituation und den damit verbundenen Erwartungen oder Enttäuschungen zusammen und ist sehr individuell. Auch die Diagnose und Therapie in der Traditionellen Europäischen Medizin sind hier sehr vielseitig und werden individuell abgestimmt. Sie werden immer auf mehreren Ebenen gleichzeitig stattfinden.

6.4.1 Alant

Inula helenium L.
Korbblütler

Diese mächtige Pflanze mit ihren gelben Blüten (■ Abb. 6.20) wie Sonnenstrahlen gehört in der Traditionellen Europäischen Medizin zu den wichtigsten Lungenheilpflanzen. Sie ist ein wichtiges Heilmittel bei Lungenschwäche im Alter und Altershus-

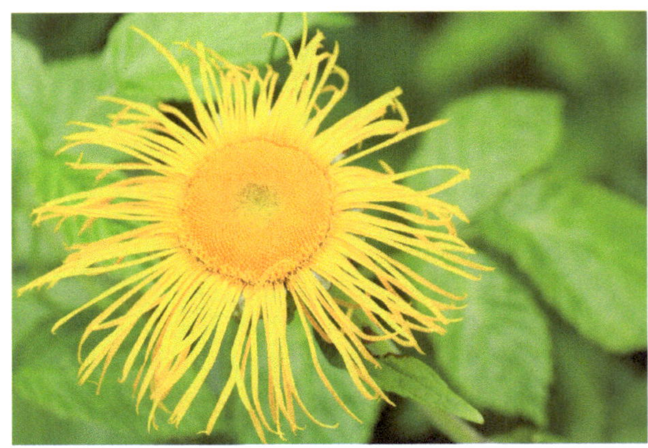

■ **Abb. 6.20**   Alant

ten. In unserer Lunge sitzt unser Lebensatem, die Luft, die wir zum Leben brauchen, der Odem. Atembeschwerden weisen oft im psychischen Bereich darauf hin, dass wir zu wenig Luft (im übertragenen Sinne) für unser Leben zur Verfügung haben. In der Lunge manifestiert sich aber auch das Gefühl der Trauer. Unverarbeitete Trauer, tiefe Trauer schwächt unseren Lebensodem und unsere Kommunikation mit der Umwelt und ihren Menschen darin. Wenn die Kommunikation mit dem Außen, mit dem Oben und Unten blockiert ist, kann dies zu Beschwerden und Erkrankungen wie Depressionen, Ängsten oder Zweifeln führen. Druck auf der Brust, Lungenschmerzen, Brennen in der Lunge sind sehr belastend. Neben dem Alant können hier Nadelbäume unsere Lunge und unsere Atmung wiederaufbauen und stärken, wobei der Alant wärmt und entspannt, die Nadelbäume aufrichten und stärken. Eine tiefere, kräftige Atmung stärkt auch gleichzeitig unsere Nerven- und Regenerationskraft.

Donavarwurzel, Edelherzwurzel, Helenenkrautwurzel, Altwurzel, Odinskopfwurzel, Ottwurzel, Glockenwurzel oder Brustalant sind einige Namen aus der Volksmedizin. Der Alant wurde als Schutzmittel gegen schwarze Magie verwendet oder als Amulett am Leibe getragen. Angeblich soll er die Zauberwurzel der Circe gewesen sein.

- **Vorkommen**

Stammt ursprünglich aus Asien

- **Verwendete Pflanzenteile**

Wurzelstock – *Helenii rhizoma*

Die Wurzel wird im Frühjahr oder im Herbst gesammelt, gewaschen, gespalten und bei gelinder Wärme getrocknet. 4 Teile frische Wurzeln geben 1 Teil getrocknete. An einem trockenen kühlen Ort aufbewahren. Sie riecht sehr stark gewürzhaft, kampferartig, schmeckt bitter, scharf und schleimig.

- **Inhaltsstoffe**

Sesquiterpenlactone (Bitterstoffe) wie die Eudesmanolide Alantolacton, Isoalantolacton und weitere Derivate, Helenin oder Alantkampfer (Gemisch aus Alantolactonen), ätherisches Öl mit Alantol, Alantsäure, Polyactylene wie 8,9-Epoxy-10-isobutyryloxythymol-isobutyrat, Triterpene wie Friedelin, Dammarandienol und Acetat, Sterole wie β-Sitosterol und Glucosid, Stigmasterol, Inulin

- **Wirkung**

Kräftigend, wärmend, aufbauend, tonisierend, kräftigt Lunge und Atmung, erleichtert die Atmung, löst hartnäckige Verschleimungen in den Bronchien, die durch eine Schwäche der Lunge bedingt sind, auswurffördernd, antiseptisch, entzündungshemmend, antimikrobiell, fungistatisch

- **Einsatzgebiete**

Erschöpfung und Schwäche, die von Atembeschwerden und Lungenschwäche durch Stress oder Belastungen herkommen, Mutlosigkeit, Atemlosigkeit, weiters Lungenregeneration, Bronchialasthma, Altershusten, Keuchhusten, chronischer Husten, lang-

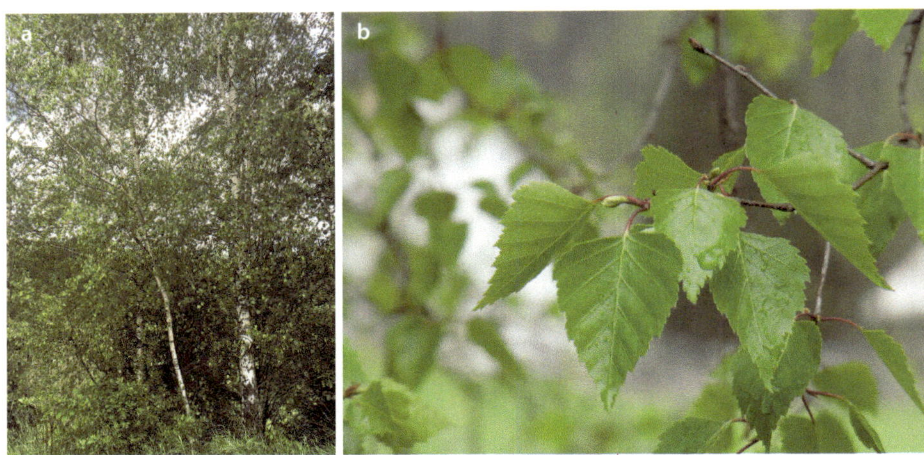

▣ Abb. 6.21   **a** Birken, **b** Birkenblatt

wierige Bronchialkatarrhen, Emphysembronchitis, Katarrhen bei denen aus Schwäche der Auswurf zu wenig ist, Raucherhusten, Magenverschleimungen, Stomachikum, Karminativum, Cholagogum, Infektionen der ableitenden Harnwege, Menstruationsbeschwerden, Diuretikum, enge Brust

Inulin oder Alantstärke sind stärkeähnliche Kohlenhydrate, die süßlich schmecken und als Ersatzsüssungsmittel für Diabetiker eingesetzt werden können. Der Einsatz als Prebiotikum ist eine neue Entwicklung und erweist sich als sehr vielversprechend.

▪ Zubereitungen

Bestandteil in Hustensäften, -tees, -pastillen

Alantwein: Kräftigungsmittel für Lunge und Körper

Die Wurzel in Wein gesotten, mit Zucker vermischt und morgens und abends getrunken

6.4.2 Birke

Betula pendula (Hängebirke), *Betula pubescens* (Moorbirke)
Birkengewächs

Die Birke (▣ Abb. 6.21) prägt unser Landschaftsbild seit Jahrtausenden. Obwohl sie mit ihrer schlanken Gestalt nicht so aussieht, ist sie doch sehr robust und widerstandsfähig. Sie hat sogar die Eiszeit überlebt, da sie sehr kälteresistent ist (bis zu -40 Grad). Sie kann nämlich in ihrem Gewebe der Zweige und Knospen Stärke in Öl umwandeln, das dann wie ein Frostschutzmittel wirkt. Eine Birke kann bis zu 120 Jahre alt werden. Den Signaturen nach ist sie eine Mondpflanze mit ihrer weißen Rinde und dem Bezug zum Wasser. Die Blätter sind Venus. Die Birke hat auch eine sehr milde entwässernde Wirkung. Mit ihrem außergewöhnlichen Wachstumstrieb kann sie in 5 Jahren bis zu

30 m hoch werden. Die Rinde enthält den bekannten Birkenteer, ein Harz, der wasserundurchlässig ist. Die Wachstumsschicht des Holzes wurde früher als Nahrungsmittel verwendet, da sie Zucker, Öl, Vitamin C und andere Nährstoffe enthält. Die Menschen bereiteten daraus ein Pulver und mischten es unter Speisen.

Die Birke ist im psychischen Bereich eine Heilpflanze für das Haut-Nerven-Sinnessystem. Besonders wohltuend ist sie für sehr „dünnhäutige" Menschen, deren Haut sehr leicht auf Stress oder Belastungen reagiert. Weiters ist sie psychisch stärkend und aufbauend. Sie ist eine gut verträgliche Heilpflanze, auch für Kinder.

Nach Kräuterpfarrer Weidinger aktiviert die Birke die verborgene Kraft in einem Menschen, um seine Talente zu bejahen, zu fördern, sich zu trauen und mutig zur Entfaltung zu bringen. Daneben bringt die Birke Licht und Fröhlichkeit in die Seele, führt zu positivem Denken, entspannt, beruhigt und hält vor Übertreibungen zurück und stärkt das richtige Einschätzungsvermögen.

- **Vorkommen**

Europaweit

- **Verwendete Pflanzenteile**
- Blatt – Betulae folium
- Rinde – Betulae cortex
- Sprossen – Betulae gemmae
- Harz – Betulae pix
- Saft – Betulae liquor

Die jungen Blätter werden im Mai und Juni vor dem Ledrigwerden gesammelt und an der Luft getrocknet. Den Birkensaft sammelt man im Frühjahr, wenn die Säfte aufsteigen. Wobei die Wunde wieder gut verschlossen werden muss, da der Baum sonst stirbt! Birkenteer wird durch Trockendestillation aus den Zweigen und der Stammrinde gewonnen.

- **Inhaltstoffe**
- Blatt: Flavonoide, Bitterstoffe, Gerbstoffe, Saponine, Vitamin C, ätherisches Öl
- Birkensaft: Invertzucker, organische Säuren, Salze, Eiweißstoffe, pflanzliche Wuchsstoffe
- Birkenrinde: Betulin (Birkenkampfer), Phytosterine, Gerbstoffe, Bitterstoffe, ätherisches Öl, Harze, organische Substanzen
- Birkenteer: Phenole wie Guajacol oder Kresol

- **Wirkung**

Richtet auf, balanciert aus, konzentrationsfördernd, entspannend, rhythmisierend, regulierend, fördert Entwicklung von Kindern und Regenerationskraft, bringt bewegliche, nach Erfolg strebende Menschen zur Ruhe, sanft entwässernd, reizt die Nieren nicht, vitalisierend, auch für Kinder und bei Bluthochdruck geeignet, leberschützend (Betulin), wirkt auf das Haut-Nerven-Sinnessystem beruhigend, mild ausleitend und reinigend, mobilisiert Flüssigkeiten im Gewebe, unterstützt Kreislauf, Verdauungsprozesse, Motorik, vor allem die Bewegung der Arme, Hände und Finger, basisch, stoffwechselanregend

■ **Einsatzgebiete**

Wenn sich die Psyche auf der Haut zeigt, Neurodermitis, eine dünne, leicht irritierte Haut (+ Ackerstiefmütterchen), Lymphschwellungen durch Stress, Schwellungen um die Augen, depressive Müdigkeit und Schwäche

— Birkenknospen: für Kinder bei Schulkopfschmerz und Halskratzen, mangelnde Konzentration und Aufmerksamkeit in der Schule, nimmt Druck von der Seele, regt Blutbildung an, akute Allergien, erste Anzeichen von Herpes mit Johannisbeersprossen kombiniert, nach Verkühlungen und Erkältungen zum Ausleiten der Abfallprodukte

— Blätter: sanftes Ausleitungsmittel für die Niere, Frühjahrskuren, Durchspülungstherapie der Harnwege bei entzündlich bakteriellen Erkrankungen, Wasseransammlungen im Gewebe, nach Infektionen, Cellulite (mobilisiert Flüssigkeit), leitet Schadstoffe aller Art und auch Harnsäure aus, Rheuma, Gicht, Hautkrankheiten

— Birkenteer bei Rheuma, Gelenksschmerzen, Abszessen, Birkenholzteer-Salbe, altes Hautheilmittel

— Birkensaft: ist ein kräftiges Mittel gegen Kolik, Stein-, Nierenschmerzen und ein erfrischender, blutreinigender Trank. Verdickt man ihn über dem Feuer, so gibt er eine Art Sirup. Lässt man ihn mit Wein und Zucker gären, so gewinnt man daraus ein champagnerartiges Getränk.

— Rinde: herb, bitter, gut gegen Wechselfieber, Skorbut

— Birkenkork und Rinde: bei chronischer Hepatitis C

■ **Zubereitungen**

— Tee

— Tropfen

— Wein

— Saft

— Salben

Teemischung für eine schöne Haut

— Ackerstiefmütterchen

— Veilchen

— Gänseblümchen

— Birkenblätter

— Ringelblume

zu gleichen Teilen

6.4.3 Brennnessel

Urtica dioica L. (Große Brennnessel)
  Urtica urens L. (Kleine Brennnessel)
  Brennnesselgewächs

Die Brennnessel (■ Abb. 6.22) wird von vielen Menschen als Unkraut in ihrem Garten angesehen. Dabei ist sie eine vielseitige Heilpflanze, die seit Urzeiten angewendet wird. Der Signaturenlehre nach ist sie eine Marspflanze mit einer starken Wirkung. Sie ist wehrhaft, stark, zäh, nimmt Raum für sich ein, kann sich gut abgrenzen und verteidigen. Weit verbreitet ist die Verwendung ihrer Blätter bei Frühjahrskuren als Brennnesseltee und Brennnesselspinat. Da sie aber als Marspflanze stark wirksam ist, kann sie einen hohen Blutdruck noch erhöhen, hitzige Erkrankungen und akute Entzündungen im Körper noch verstärken. Chronische Zustände hingegen kann sie wieder in Gang bringen. Auch ist sie keine Pflanze für das cholerische Grundtemperament nach der Säftelehre in der Traditionellen Europäischen Medizin, da sie hitzige, heiße Zustände noch zusätzlich anfeuern kann. Für mich ist die Brennnessel ein wichtiger Eisen- und Energielieferant für Menschen mit Anämie, Blutarmut, niedrigem Blutdruck, schwachem Willen und melancholischem Charakter, die sehr schnell unter Energielosigkeit und Eisenmangel leiden. Hier kann sie sehr hilfreich sein.

Bei Prostatabeschwerden wird vor allem die Wurzel verwendet.

■ **Vorkommen**
Weltweit

■ **Verwendete Pflanzenteile**
- Kraut – *Urticae herba*
- Blätter – *Urticae folium*
- Wurzel – *Urticae radix*
- Samen, Früchte – *Urticae semen, fructus*

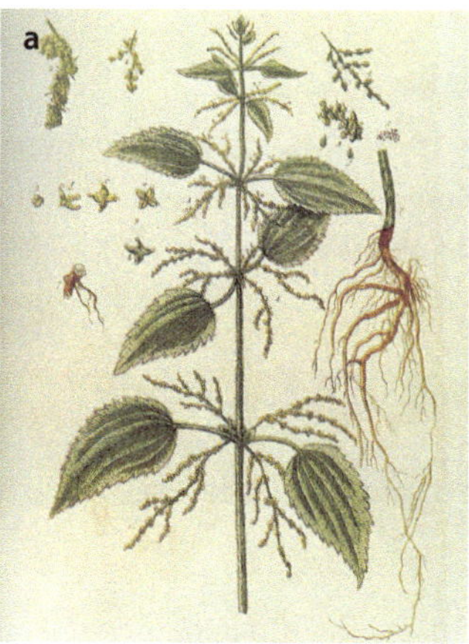
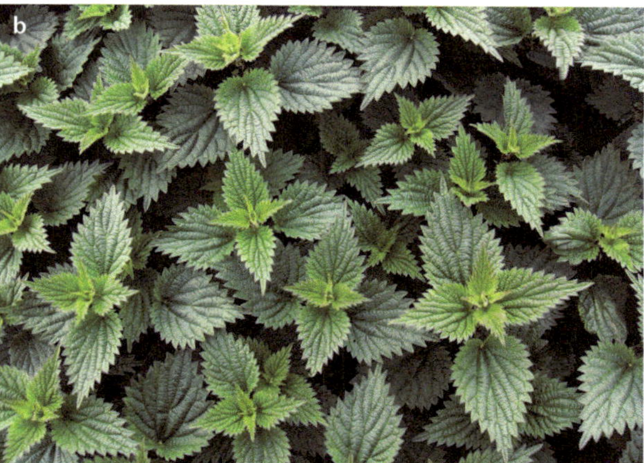

■ **Abb. 6.22**   **a** Brennnessel, **b** Brennnesselblatt

◾ Inhaltsstoffe

- Kraut, Blätter: Flavonoide wie Glucoside und Rutinoside des Quercetins, Kämpferols und Isorhamnetins, Silikate, Scopoletin, Sitosterol, Kaffeesäureester, Leukotriene, Proteine, Fett, Kohlenhydrate, Nicotin, in den Brennhaaren Acetylcholin, Serotonin, Ameisensäure
- Samen, Früchte: fettes Öl mit v. a. Linolsäure, δ-Tocopherol, schleimbildende Polysaccharide, Carotinoide wie β-Carotin, Lutein, Violaxanthin
- Wurzel: Lectin UDA (Urtica dioica Agglutinin), Isolectine, Polysaccharide wie Glucane, Glucogalacturonane, Arabinogalactan, Sitosterol, Sitosterolglucosid, Scopoletin, Phenylpropane wie Lignane, Lignanglucoside wie Neo-Olivil, Secoisolariciresinol, Ceramide, Fettsäuren, Monoterpendiole und Glucoside, Gerbstoffe

◾ Wirkung

Kraut, Blätter: kräftigend, stärkend, aufbauend, spendet Mut und eisernen Willen, gibt Stärke, sich zu verteidigen und seinen Platz einzunehmen, beschützt Schwächere, Eisenlieferant, entzündungshemmend, Erhöhung der Harnsäureausscheidung, entwässernd, blutreinigend, blutbildend, Erhöhung der Enzymproduktion der Bauchspeicheldrüse, Steigerung der Harnmenge, Senkung des Körpergewichts, Förderung der Wundheilung, reinigt Lunge, Magen, Darm, pflegend und stärkend für Haare, Kopfhaut, Kopfschuppen, fettiges Haar

Früchte, Samen: Stärkung und Kräftigung bei Schwächezuständen, leistungssteigernd, kräftigt Haare und Nägel, Kräftigung und Leistungssteigerung bei Tieren, als Futterzusatz bei Tieren

Wurzel: ausgleichen auf den männlichen Hormonstoffwechsel, entzündungshemmend, Hemmung der Aromatase, 5-α-Reduktase, antiproliferativ auf Prostatagewebe, Verminderung der Bindungskapazität des sexualhormonbindenden Globulins (SHBG), Hemmung der Bindung von Dihydrotestosteron (DHT) an den zytostolischen Androgenrezeptor der Prostata, Hemmung der Bindung von SHBG an humaner Prostatamembran, immunmodulierend durch T-Lymphozyten-Stimulierung und TNF-α-Freisetzung aus Makrophagen, Erhöhung des Miktionsvolumens, Erhöhung des Harnflusses, Erniedrigung der Restharnmenge

◾ Einsatzgebiete

- Kraut, Blätter: Anämie, Blutarmut, Schwächezustände, Frühjahrs- und Abnehm-Kuren, Rheuma, Gicht, Arthrosen, Diuretikum, Beschwerden beim Harnlassen, Ödeme, Durchspülungstherapie bei Erkrankungen der ableitenden Harnwege, Durchspülung und Vorbeugung von Nierengrieß, Bleichsucht, chronische Hautleiden, Ödeme
- Samen, Früchte: Tonikum, Aufbau- und Kräftigungsmittel, Haar-, Fellpflege, Leistungssteigerung
- Wurzel: Stadium I und II der benignen Prostatahyperplasie, Miktionsbeschwerden, Blasenschwäche, Prostataschwäche

Die homöopathische Zubereitung *Urtica* wird bei urtica-artigen Hautausschlägen, harnsaurer Diathese, Gicht, Muskelrheumatismus und Milchmangel empfohlen. Das Mittel wirkt auf Haut, Nieren, Brustdrüsen, Muskeln und Gelenke.

■ **Zubereitungen**
- Tee
- Frischpflanzensaft
- Tropfen, Extrakte
- Kapseln, Dragees, Filmtabletten – Prostagutt forte (Sägepalme + Brennnessel) wurde in Studien mit der Wirkung von Finasterid und Tamsulosin mit guten Ergebnissen verglichen
- Kauen von Samen

Psychisch stärkende Tropfenmischung
- Brennnessel
- Taigawurzel
- Rosmarin
- Weißdorn
- Johanniskraut

zu gleichen Teilen

6.4.4 Damiana

Turnera diffusa
Safranmalvengewächs

Damiana (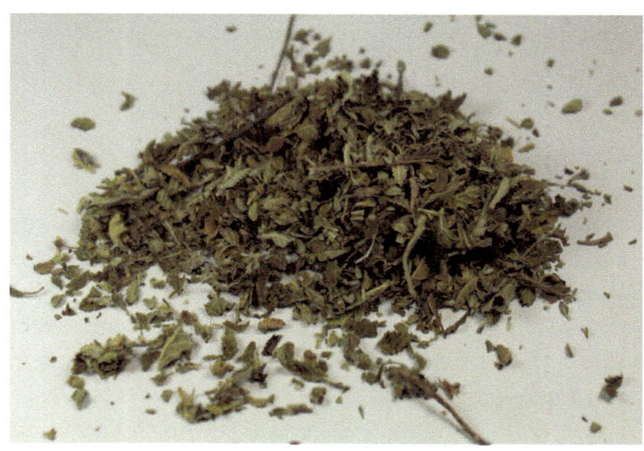 Abb. 6.23) ist ursprünglich eine alte Arzneipflanze der Maya gewesen. Die aromatisch riechenden Blätter werden heute im gesamten mittel- und südamerikanischen Raum verwendet. Bekannt geworden als Aphrodisiakum ist es heute ein gutes Tonikum bei Schwächezuständen und Müdigkeit, vor allem für Frauen.

■ **Verwendete Pflanzenteile**
Blätter

Abb. 6.23 Damiana

■ **Inhaltsstoffe**

Flavonoide wie Glycoside von Luteolin, Syringetin, Pinocembrin, Acacetin und Apigenin, Terpenoide, Saccharide, Arbutin, cyanogene Glykoside wie Tetraphyllin B, Flavon-C- und -O-diglykoside wie Luteolin-8-C-(6-deoxy-2-O-rhamnosyl)-xylo-hexos-3-ulosid, Apigenin-8-C-(6-deoxy-2-O-rhamnosyl)-xylo-hexos-3-ulosid, Apigenin-7-O-6-p-cumaroylglucosid, ätherisches Öl, Harze, Gerbstoffe, Schleimpolysaccharide, Arbutin, Koffein, Squalen, Sitosterolglucosid

■ **Wirkung**

Aufbauend, stärkend, energiegebend, angstlösend, ausgleichend, beruhigend, schmerzstillend, krampflösend, steigert Libido und Potenz, fördert Eisprung, fördert Stressresistenz, antibakteriell, krampflösend, magenschleimhautschützend, ulcusprotektiv, reduziert Ödeme und Entzündungen, blutzuckersenkend

■ **Einsatzgebiete**

Stress, Müdigkeit, Schwäche, Angst, Magen-Darm-Beschwerden, Krämpfe, Magengeschwüre, Atemwegserkrankungen, schwache Libido und Potenz

■ **Zubereitungen**

— Tee
— Tropfen
— Fertigprodukte

Tropfenmischung bei Lustlosigkeit, Antriebslosigkeit
— Damiana
— Rosmarin
— Veilchen
— Johanniskraut
— Haferstroh
— Rosenblüten

6.4.5 Erzengelwurz

Angelica archangelica L.
Doldenblütler

Die Erzengelwurz (◘ Abb. 6.24), auch Angelikawurzel oder Angstwurz genannt, ist als aromatische Bitterstoffpflanze in der Phytotherapie bekannt. Verwendet wird der Wurzelstock. Sie wird der Signaturenlehre nach Jupiter und Mond zugeordnet und ist eine mächtige Heilpflanze mit stärkender, schützender und aufbauender Wirkung auf Psyche, Geist, Seele und unser gesamtes Energiesystem. Menschen, die in ihrem Alltag viel Energie brauchen bzw. verbrauchen, vergessen oft, diese auch wieder zu regenerieren und aufzubauen. Dies kann zu Erschöpfung, Kraftlosigkeit bis hin zu Burn-out

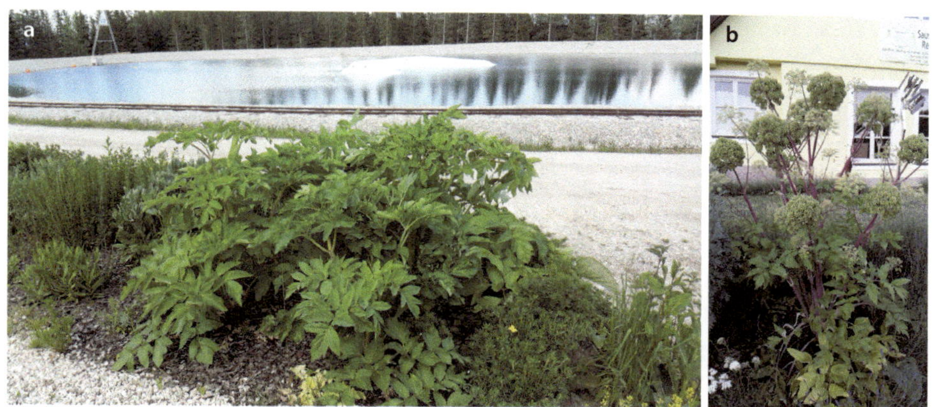

Abb. 6.24 **a** Erzengelwurzkraut, **b** Erzengelwurzblüte

führen. Da von ihr die Wurzel angewendet wird, besitzt sie auch erdende Eigenschaften, was besonders für Menschen wichtig ist, die Konzentrationsprobleme haben sich in Gedanken verlieren, Luftschlösser bauen, zu wenig geerdet sind oder sich in virtuellen Welten verlieren. Um etwas auf die Erde zu bringen, etwas zu realisieren und umzusetzen, braucht es Erdkraft. Die Erzengelwurz schützt auch vor Strahlungsschäden insofern, als dass sie unser Nervensystem gegen Handystrahlen, WLAN, TV und anderen Strahlungsquellen unempfindlicher macht. Eine ihrer wichtigsten Wirkungen im psychischen Bereich ist ihre schützende Wirkung für sensible, feinfühlige Menschen, die das Gefühl haben, sich zu wenig abgrenzen zu können, nicht Nein sagen zu können oder mit ihren feinen Antennen in ihrer Umgebung alles spüren und aufnehmen. Hier hilft die Erzengelwurz mit ihrer schützenden, aufbauenden, erdenden Kraft den Menschen bei sich zu bleiben und für sich einstehen zu können. Sie stärkt das Selbstbewusstsein und die Ich-Kraft und hilft zu unterscheiden, was mir gut tut und nicht.

Der große Wurzelstock ist gut in der Erde verwurzelt und die vielen feinen Blüten ragen weit ausgebreitet in den Himmel. Ein Sprichwort sagt: „Zum Wachsen braucht man Flügel, aber auch Wurzeln." Diese Kraft kann uns die Erzengelwurz vermitteln.

Ihr Name soll daher rühren, dass sie ihre Kräfte durch Segnung der Erzengel erhalten haben soll. Gerade diese Kräfte brauchen viele Menschen in der heutigen Zeit. Durch Schnelligkeit, hohe Anforderungen, Mehrbelastungen, Erschöpfung, Schlafprobleme haben viele den Kontakt zu ihren Wurzeln verloren, sind ausgepowert und müde, da das Nervensystem sehr belastet ist. Die Erzengelwurz schützt, baut auf, gibt Halt und Stabilität, Energie und Kraft in der heutigen Zeit.

Bekannt ist sie auch unter den Namen Angelikawurzel, Heiligenwurzel, Heiligengeistwurzel, Geistwurzel, Dreieinigkeitswurzel, Theriakwurzel, Brustwurz, Geilwurzel, Glückenwurzel, Luftwurzel, Gölk oder Zahnwurzel.

Neben der Erzengelwurz wurde in der Traditionellen Europäischen Medizin auch immer die Waldengelwurz eingesetzt. Sie ist etwas kleiner, aber nicht minder wirksam.

Nach Kräuterpfarrer Weidinger stärkt die Erzengelwurz Dankbarkeit, Vertrauen und Selbsterkenntnis. Unsere Fähigkeiten zu erkennen und richtig einzusetzen oder zu erkennen, wie es in uns aussieht. Dankbarkeit führt zu innerer Freude und Verbundenheit, öffnet Kanäle bis hin zum Lebensglück. Die Erzengelwurz befreit von der Angst zu versagen, wodurch die Unsicherheit schwindet und Ruhe einkehrt.

■ Vorkommen
Europa

■ Verwendete Pflanzenteile
Wurzel – *Angelicae radix*
Ätherisches Öl – *Angelicae aetheroleum*
Die Wurzel wird von der 2jährigen Pflanze im Frühjahr gegraben und bei gelinder Wärme getrocknet. 5 Teile frische Wurzel geben 1 Teil getrocknete.

■ Inhaltsstoffe
ätherisches Öl wie β-Phellandren, α-Phellandren, α-Pinen, β-Pinen, Sabinen, Caren, Myrcen, Limonen, weitere 60 Komponenten, Sesquiterpene wie β-Bisabolen, Bisabolol, β-Caryophyllen, Lactone, Cumarine, über 20 Furanocumarine wie Bergapten, Isoimperatorin, Xanthotoxin, Angelicin, Archangelicin, 2′-Angeloyl-3′-isovaleryl-vaginat, Osthenol, Osthol, Umbelliferon, Peucenin-7-methylether, Phenolcarbonsäuren wie Kaffeesäure, Chlorogensäure, Flavanon Archangelenon, Sitosterol, Fettsäuren, Gerbstoffe, Saccharose

■ Wirkung
Angstlösend, aufbauend, stärkend, schützend, kräftigend, belebend und anregend auf die Nerven, regt die Produktion der Verdauungssäfte des Magens und der Bauchspeicheldrüse an, mild krampflösend, antimikrobiell, antiseptisch, entblähend, galleanregend, auswurffördernd
Cave: Photosensibilisierend!

■ Einsatzgebiete
Nervöse Schlaflosigkeit, Schwäche-, Erschöpfungszustände, Burn out, Ängste, magenstärkendes Hausmittel, Magen-Darm-Krämpfe, Völlegefühl, Blähungen, zuwenig Magensäureproduktion, erschöpfende, nervöse Fieber, rasches Sinken der Kräfte, Lungen-, Rippfellentzündungen

■ Zubereitungen
- Bestandteil von Magenlikören, Hustenmischungen
- Teemischungen
- Abkochung: mit kaltem Wasser ansetzen, kurz aufkochen, abseihen – vor den Mahlzeiten 1 Tasse trinken
- Tinktur: 20–30 Tropfen in ein Glas Wasser und schluckweise trinken

---

Aufbauende Mischung für das Energiesystem (Cave: Bluthochdruck)
- Ginseng
- Erzengelwurz

- Rosmarin
- Galgant
- Ingwer
- Brennnessel

6.4.6 Galgant

***Alpinia officinarum* HANCE**
  Ingwergewächs

Der Galgant (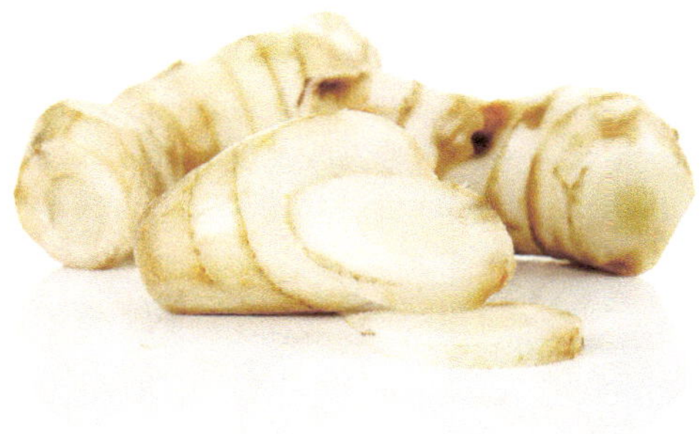 Abb. 6.25) ist aus der Hildegard Heilkunde sehr bekannt. Dort wird er als das am schnellsten wirksame Herzmittel beschrieben. *„Der Galgant ist warm und heilkräftig. Wer im Herzen Schmerzen leidet und wem von Seiten des Herzens ein Schwächeanfall droht, der esse sogleich Galgant und es wird ihm besser gehen."* (Hildegard von Bingen)

Die Pflanze ist auch unter Alpinie, Galgantwurzel, Fieberwurzel, Chinese ginger, East Indian root oder Galangal root bekannt.

■ Vorkommen

Der Galgant stammt aus dem asiatischen Raum und kommt heute aus Kulturen in China, Thailand oder Indien.

■ Inhaltsstoffe

Scharfstoffe vom Typ der Diarylheptanoide und Phenylalkanone, ätherisches Öl, Flavonoide, Sterole

■ Verwendete Pflanzenteile

Rhizom – *Galangae rhizoma*

■ Wirkung

stärkt Nervensystem und Herz, regt die Lebensgeister an, durchblutungsfördernd, krampflösend auf die glatte Muskulatur, entzündungshemmend, antibakteriell, stark erhitzend

Abb. 6.25 Galgant

◾ Einsatzgebiete

Akute innere Spannungszustände, Aufregung, Panik, Schwermut, Niedergeschlagenheit, Energielosigkeit, Erschöpfungs- und Schwächezustände, Stomachikum, Tonikum, bei Appetitlosigkeit, Verdauungsschwäche, Reizlosigkeit der Verdauungsorgane, Amenorrhoe, Erkältungen des Magens und Unterleibs, Ohnmacht, Schwindel, übelriechender Atem, Durchblutungsstörungen, Krämpfe, Schmerzen, Gewürz in der Küche

In der Hildegard-Heilkunde wird die Wurzel als akutes Herzmittel bei einsetzendem Schwindel, Schwäche, Krämpfe oder Schmerzen, Herzanfall, Angina pectoris angewendet. Weiters ist das Galgant-Pulver ein Heilmittel, das durch seine vitalen Scharfstoffe innere Wärme bereitet, körpereigene Energien mobilisieren kann und das Wachstum von krankheitserregenden Bakterien, Pilzen und Viren im Darm verhindert.

◾ Zubereitungen
- Pulver
- Tabletten
- Tropfen
- Galgant-Wein der Hildegard von Bingen

Aqua vitae aromatico-amara von FRIEDR. BOLLE, Berlin
Weingeistiger Auszug aus Galgant, Ingwer, unreifen Pomeranzen, Tausendguldenkraut, Enzian, Zimt, Angelika
Kraftessenz von STANLEY
Tinktur aus Galgant, Ingwer, Zimt und Vanille

6.4.7 Ginseng

Panax ginseng C.A.MEYER
Araliengewächs

Der Ginseng (◻ Abb. 6.26) ist keine typische Pflanze der Traditionellen Europäischen Medizin, wird aber seit dem 18. Jahrhundert in Europa angewandt. Er ist schulmedizinisch gut untersucht und anerkannt. Unterschieden wird zwischen dem roten und weißen Ginseng. Bei der Sterilisierung und Konservierung der leicht verderblichen Wurzeln mit heißem Wasserdampf wird die anfänglich weiße Wurzel rötlich gefärbt. Insgesamt sind schulmedizinisch 8 Panax-Arten bekannt, wobei die nordamerikanische Art schwächer wirken soll als die asiatische.

Der Name Panax stammt von Panacea, kommt aus dem Griechischen und bedeutet „allesheilende" Göttin. In Asien wird er auch tatsächlich als Allheilmittel eingesetzt. Der chinesische Name Gin-seng bedeutet „Menschenwurzel", da die Wurzel menschenähnliche Gestalt haben kann. Er ist eines der ältesten Heilmittel in Ostasien, vor allem China und Korea.

◾ Vorkommen

Ostasien, Korea, Japan, Nordostchina, USA

Abb. 6.26 Ginseng

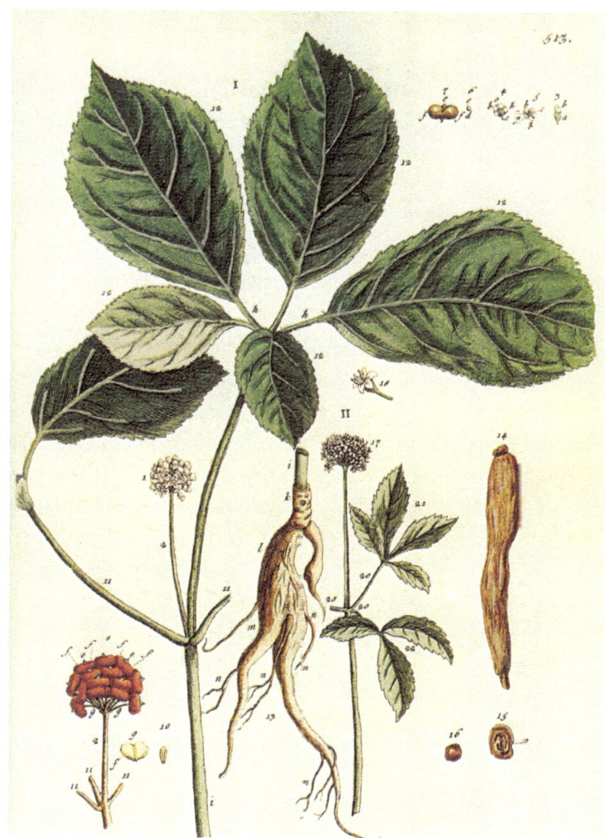

Verwendete Pflanzenteile

Wurzel – *Ginseng radix*

Inhaltsstoffe

Ginsenoside vom tetracyclischen Dammarantyp mit Aglykonen Protopanaxadiol und -triol, pentacyclischer Oleanantyp, eine Vielzahl an Ginsenosiden, Malonylginsenoside, Polyacetylene wie Falcarinol, Panaxynol, Peptidoglykane wie Panaxane A-U, Polysaccharide, ätherisches Öl mit Limonen, Citral, weitere Monoterpene, Phytosterole, Stärke

Wirkung

Fülle von Wirkungen vor allem auf das Zentralnervensystem, endokrine System und Immunsystem, kortikomimetisch auf die Stresshormone, nervensystemstimulierend, immunstimulierend, angstlösend, stimulierend, serotoninähnlich, histaminähnlich, cholinerg, tonisch, ausgleichend, stärkend bei nachlassenden körperlichen und geistigen Kräften, adaptogen, stimuliert die Gehirnaktivität, erhöht die Kapillardichte und Sauerstoffkapazität der Skelettmuskulatur, entzündungshemmend, Steigerung der Leistungsfähigkeit und des Allgemeinzustandes

Der Ginseng ist vor allem ein Altersmittel zur Stärkung der Kräfte und des Allgemeinzustandes.

Als Phytogeriatrikum kommt es zur Steigerung der psychophysischen Leistungsfähigkeit und Leistungserhaltung, Verbesserung der Merkfähigkeit, Auffassungsgabe, Abstraktionsvermögen, verbalen Begriffsfindung und Koordinationsfähigkeit.

■ Einsatzgebiete

Als Psychotonikum, altersbedingte depressive Verstimmungen und Konzentrationsschwäche, Müdigkeit, Überanstrengung, Blutniederdruck, Schwächezustände, leichte Depressionen

Das homöopathische Mittel *Ginseng* wird bei Schwächezuständen aller Art, Neurasthenie, mangelnder Libido, Gedächtnisschwäche, depressiven Zuständen, Ischias und trockener Rachenkatarrhe eingesetzt. Es wirkt auf das Zentralnervensystem, vegetative Nervensystem, periphere Nervensystem, Sexualorgane, Schleimhaut der Mundhöhle. Begleitsymptome sind Herzklopfen, Angst, Blähungen, Verdauungsstörungen, krampfartige Verstopfung, häufiges Wasserlassen in kleinen Mengen, Blasenkrämpfe mit vermehrtem Harndrang, Schwäche und Rheumatismus in der Lendengegend.

■ Zubereitungen
- Tropfen
- Tonikas
- Fertigpräparate

6.4.8 Ingwer

***Zingiber officinalis* ROSCOE**
Ingwergewächs

Der Ingwer (■ Abb. 6.27), auch Ginger oder Ginger root genannt, eine sehr alte Gewürz- und Heilpflanze, wird heute sehr vielseitig und gerne eingesetzt. Er hat etwas Luftiges, Leichtes an sich, kann aber den Körper gut durchwärmen und seine Scharfstoffe haben ein zitronig-würziges Aroma.

In der Traditionellen Europäischen Medizin wird der Ingwer dem Element Luft und dem sanguinischen Prinzip zugeordnet.

■ Vorkommen

Beheimatet ist die Pflanze im tropischen Südostasien, wird aber seit Jahrhunderten in anderen tropischen Ländern kultiviert.

■ Verwendete Pflanzenteile

Wurzelstock – *Zingiberis rhizoma*

■ Inhaltsstoffe

Ätherisches Öl mit Sesquiterpenen wie (-)-Zingiberen, α-Curcumen, β-Eudesmol, Monoterpene wie Citral und weitere 150 Komponenten, Scharfstoffe wie Gingerole und Shogaole, Zingeron, Gongeron A und B, Galanolacton

Abb. 6.27 Ingwer

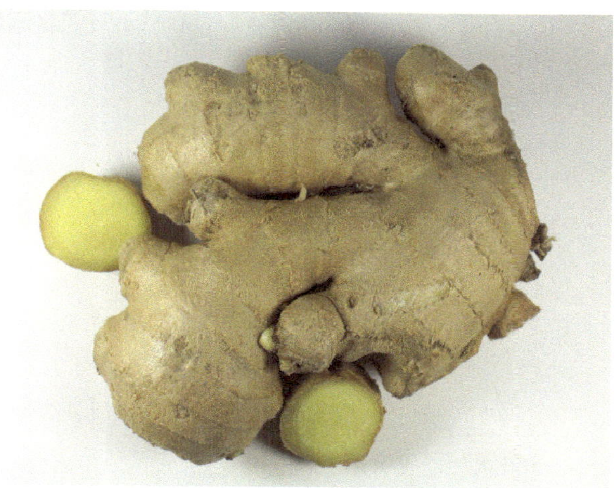

Wirkung

Erwärmend und energiesteigernd bei Mangel an körperlicher Wärme mit niedrigem Blutdruck und Neigung zu Frieren, Schwächezustände, stressbedingte Übelkeit, erwärmt bis in die Spitzen der Gliedmaßen, psychisch stärkend und anregend, regt Stoffwechselfeuer an, die enthaltenen Scharfstoffe fördern die Speichel- und Magensaftsekretion, führen zu einer Steigerung des Tonus und regen die Darmperistaltik an. Weitere Wirkungen sind antiemetisch, magenstärkend, verdauungsfördernd, kardioton, hebt den niedrigen Blutdruck, positiv inotrop, krampflösend, entzündungshemmend, reizend, anhaltend erhitzend, blutzuckersenkend, harmonisierend bei Erkrankungen und Belastungen des Gleichgewichtsorgans, erwärmend und abwehrkraftsteigernd bei Erkältungskrankheiten und Infekten, stärkt die Verdauungskraft, cholagog, sekretionsfördernd, regt Gallenfluss an, reduziert Kolikneigung, verhindert Symptome einer mangelhaften Fettverdauung, reduziert Fäulnisdyspepsien, begleitend bei Darmsanierung und Frieren und Schwächezustände während Fastenkuren

Einsatzgebiete

niedriger Blutdruck, asthenische Konstitution, depressive Verstimmung, Lustlosigkeit, Neigung zu Panikattacken und Angstzuständen nach Schock, Trauma oder Kollaps, Tonikum, Magenbeschwerden, zu wenig Magensäure, Übelkeit, Erbrechen, Schwangerschaftserbrechen, Schwangerschaftsübelkeit, Reisekrankheit, Schwindel, Kopfschmerzen, Migräne, Krankheiten infolge von Kälte und Trockenheit, Frauenpflanze, Digestivum, Karminativum, Expectorans, Adstringens, kalter Magen, Völlegefühl, Blähungen, Verstopfung oder Durchfall, Beschwerden von Reizmagen oder Reizdarmsyndrom, Bauchkrämpfe, Erkältungskrankheiten, Infekte, Bronchitis, Rhinitis, Sinusitis, Schüttelfrost und Kälteschäden, Allergien

Zubereitungen

- Tee
- Tinktur
- Kapseln
- Gewürz

Wein mit Ingwer und Kümmel gekocht: Magen-, Unterleibsleiden, Blähungen

Erwärmender Ingwerwein
- 15 g Ingwerwurzel
- ½ Liter Weißwein

täglich 3 mal 1 Eßlöffel

Confectio Zingiberis sicca: Ingwerkonfekt

Rhizomatis Zingiberis pulv.	10,0
Sacchari albi pulv.	160,0
Tragacanthae pulv.	1,0
Glycerini	10,0

mit Wasser zur Masse, formen und trocknen

6.4.9 Kalmus

Acorus calamus L.
Aronstabgewächs

Der Kalmus (■ Abb. 6.28) oder die Magenwurz gehört zu den sehr alten Heilmitteln. Er riecht angenehm aromatisch und enthält ein starkes ätherisches Öl. Schon Dioskurides berichtete über die erwärmende Kraft der Wurzel. Eine Abkochung davon getrunken, treibt den Harn, ist ein gutes Mittel bei Lungen-, Brust- und Leberleiden, bei Leibschneiden oder Krämpfen. Die Wurzel erweitert die Milz, hilft den an Harnzwang Leidenden und den von giftigen Tieren Gebissenen und eignet sich, wie die Schwertlilie, zu Sitzbädern bei Frauenkrankheiten. Der Saft der Wurzel vertreibt die Verdunkelungen aus dem Augenstern.

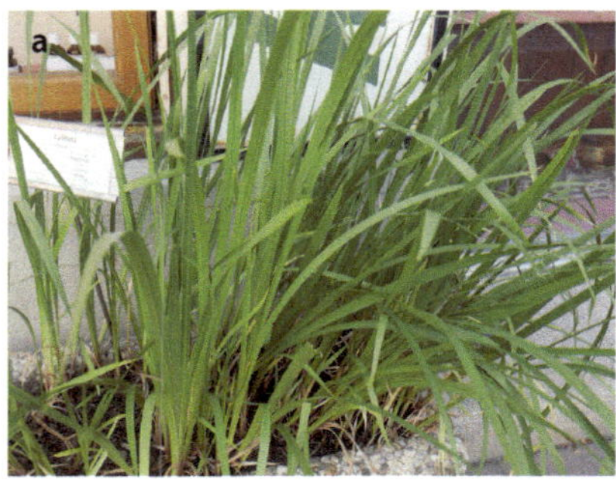
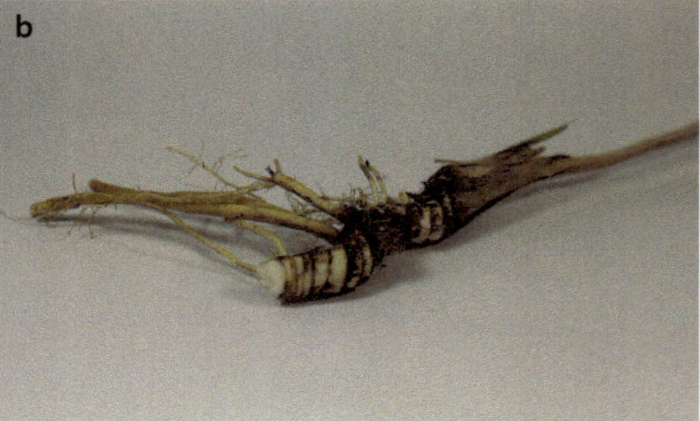

■ **Abb. 6.28**   **a** Kalmus, **b** Kalmuswurzel

Vom Volke wird der Wurzelstock als Magenmittel, aber auch als Liebe erregendes Mittel verwendet.

In der Traditionellen Europäischen Medizin hat der Kalmus die Eigenschaft wärmend, zusammenziehend, verdünnend, eröffnend und stärkend. Er unterstützt die Kochung des rohen Phlegmas, verdünnt es, beseitigt Schleimstockungen, leitet Schärfen aus und reduziert das phlegmatische Prinzip.

■ Vorkommen

Europa, Nordamerika, Ostasien, asiatische Tropen wir Sri Lanka, Java, Indien

Der Kalmus braucht Feuchtigkeit und ist daher meist an Teichen, Gräben, Bächen, an Ufern stiller Gewässer und sumpfiger Gebiete anzutreffen.

In Südeuropa, Nordamerika, Asien und Russland wird Kalmus zu medizinischen Zwecken angebaut.

■ Verwendete Pflanzenteile

Wurzelstock bzw. Wurzeln – *Calami rhizoma* bzw. *radix*

Man gräbt im Spätherbst oder im Frühjahr vor der Blattentwicklung, entfernt Wurzeln und Blattreste, wäscht, spaltet der Länge nach und trocknet bei gelinder Wärme. 9 Teile frische Wurzel ergeben 1 Teil getrocknete.

■ Wirkstoffe

Ätherisches Öl aus Monoterpenen, Sesquiterpenen, Phenylpropanen wie *cis*-Isoeugenolmethylether, *cis*-Isoasaron, α- und γ-Asaron, Acoradin, β-Asaron, Acoramon, (Z,Z)-4,7-Decadienal, Shyobunone, Acoragermacron, Acoron, Isoacoron Acorenon, Calamenon, Bitterstoffglykosid Acorin, Gerbstoffe, Schleim, Cholin, Stärke

■ Wirkung

Kräftig tonisch, das Öl stärkt das Gedächtnis, nimmt die Melancholie, regt den Stoffwechsel an, magenstärkend, löst Verstopfung in Leber und Milz, erwärmt den erkälteten Magen, harntreibend, antimikrobiell, antibakteriell, insektizid, fungizid, positive Wirkung auf Zentralnervensystem, Herz/Kreislauf- und Gefäßsystem, Körpertemperatur, sowie einen kalten Magen, stillt Erbrechen

■ Einsatzgebiete

Chronische Erschöpfungs- und Schwächezustände, Appetitlosigkeit infolge nervlicher Überanstrengung, Verdauungsstörungen, Blähungen, Magenkrämpfe, Magenverschleimung, schwache Verdauung mit Säure- und Gasbildung, Bauchgrimmen, Blasen-, Nieren-, Steinleiden, Kopfschmerzen, das von kalten Füßen her kommt, Schlafsucht, übelriechender Atem vom Magen her kommend, Wassersucht, kalter Magen, Appetitlosigkeit, Verdauungsprobleme, Wassersucht, Nierenerkrankungen, Skrofulose, Rachitis

Es ist ein Organmittel für das Knochensystem bei allen Knochenleiden, die mit Eiterungen und Schmerzen verbunden sind, seien es einfache, entzündliche, skrofulöse Eiterungen oder Skorbut, Rachitis innerlich in Tropfenform und äußerlich als Bäder angewendet. Der Kalmus eignet sich zur Behandlung chronischer und konstitutioneller Erkrankungen mit dem Schwerpunkt skrofulöser oder lymphatischer Blutentwicklung, unterstützt die Heilung von Hautausschlägen durch Skrofulose und Fußgeschwüre.

Cave: Keine Anwendung bei Kindern und in der Schwangerschaft!

Der Kalmus kann in höherer Dosierung eine bewusstseinsverändernde Wirkung haben (sh. Buch „Bewusstseinsverändernde Pflanzen von A–Z", Dr. Angelika Prentner, Seite 125).

6.4.10 Kampfer

Cinnamomum camphora
Zimtbaumgewächs

Der Kampfer wird durch Wasserdampfdestillation des zerkleinerten Holzes des Kampferbaum, selten auch aus den Blättern, gewonnen. Die Bäume müssen über 50 Jahre alt sein. Aus dem Öl entsteht durch Abschleudern und Weiterverarbeiten kristalliner Kampfer. Der Kampfer wird seit Urzeiten angewendet, stammt ursprünglich aus den chinesischen Bergwäldern, Formosa und südlichem Japan. Erwähnung fand er schon bei Hildegard von Bingen. Bis in die Mitte des 20. Jahrhunderts war er ein zentrales Analeptikum und wurde in der Notfall- und Akutmedizin bei Ohnmacht und Kollaps angewendet (◘ Abb. 6.29).

■ **Vorkommen**

China, Japan, Formosa, Australien

■ **Verwendete Pflanzenteile**

Kristalliner Kampferextrakt aus dem Holz und den Blättern – *Camphora*

■ **Inhaltsstoffe**

Bornanon, Cineol, Borneol, Eugenol, weitere Monoterpene

■ **Wirkung**

Bitter bis stark aromatisch, stimuliert Kreislauf, Nerven, Vasomotoren- und Atemzentrum, kreislauftonisierend, wirkt gegen Entzündungen, Schmerzen und Krämpfe, fördert die Verdauung, tötet Parasiten

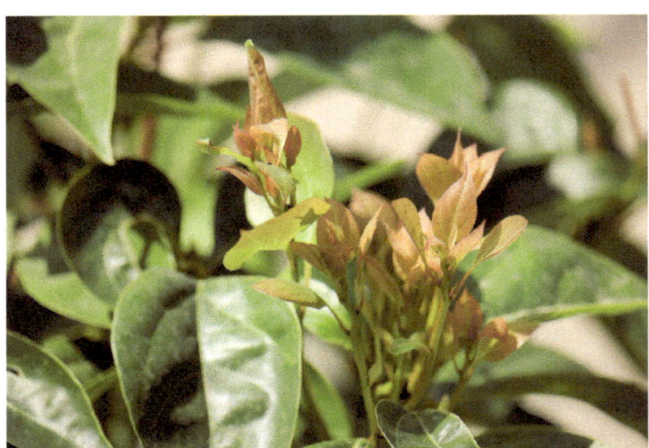

◘ **Abb. 6.29** Kampferbaum. (Copyright nitinut380, Fotolia. com)

■ **Einsatzgebiete**

Hypotone Kreislaufregulationsstörungen, Beklemmungen in der Herzgegend, Muskelrheumatismus, Gelenks- und Muskelschmerzen, Frostbeulen, Fieberblasen, befreit Nase und Bronchien

In der Aromatherapie bei Verdauungsbeschwerden, Depressionen

Cave: Nicht geeignet für Babys und Kleinkinder, bei Angina pectoris, Asthma!

■ **Zubereitungen**

— Tropfen
— Salben
— Einreibungen

6.4.11 Kola

Cola acuminata (P. BEAUV.) SCHOTT et ENDL.
Cola nitida (VENT.) SCHOTT et ENLDL.
Malvengewächs

Die Kolasamen (■ Abb. 6.30) werden schon sehr lange in der Traditionellen Europäischen Medizin als energiegebende Bestandteile in Zubereitungen, vor allem in Apotheken, eingesetzt. Der wirksame Bestandteil dabei ist das Coffein.

■ **Vorkommen**

Tropische Gebiete von Westafrika bis Ostasien

■ **Verwendete Bestandteile**

Samen – *Cola semen*

■ **Inhaltsstoffe**

Purine wie Coffein, Theobromin, Theophyllin, oligomere Proanthocyanidine, (+) – Catechin, (−) – Epicatechin, Gerbstoffe, Stärke, Proteine, Zucker, Mineralstoffe

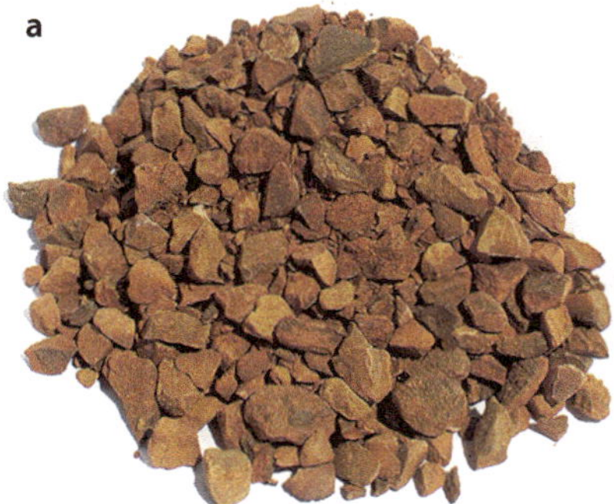
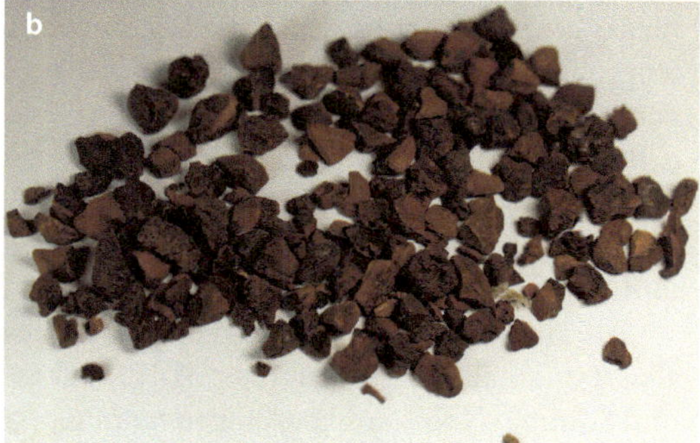

■ Abb. 6.30 **a** Kolasamen. (Copyright Firma Kottas). **b** Kolanuss

■ **Wirkung**

Anregend, stimulierend auf das Zentralnervensystem, fördert den Abbau von Fetten, bewegungssteigernd, regt Magensäurebildung an, antidepressiv, stimmungsaufhellend, dämpft Hungergefühl

Cave: Nicht in der Schwangerschaft anwenden!

■ **Einsatzgebiete**

Geistige und körperliche Erschöpfung, Müdigkeit, Antriebslosigkeit, depressive Verstimmungen, Melancholie, Angst, Migräne

■ **Zubereitungen**

– Extrakte
– Tinkturen
– Wein

■ **Dosierung**

– Tagesdosis: 2–6 g Kolasamen als Extrakt oder Tinktur
– Einzeldosis: 1–3 × täglich
– Cola-Tinktur: 10–30 g täglich
– Cola-Wein: 60–180 g täglich

6.4.12 Königskerze

***Verbascum densiflorum* BERTOL.**

Braunwurzgewächs

Die Königskerze (◨ Abb. 6.31) mit ihren sonnengelben Blüten und dem aufrechten Wuchs wird auch Wollblume, Himmelsbrand oder Windblume genannt. Sie bildete im Kräuterbuschen, der am 15. August geweiht wird, immer den Mittelpunkt. In der Traditionellen Europäischen Medizin vermittelt sie neben der Hustenwirkung auch eine aufrichtende Wirkung auf die Wirbelsäule, wenn jemand vom Leben und seinen Belastungen gebeugt wurde. Sie hilft, sich aufzurichten, standhaft zu bleiben, seine Meinung zu vertreten, einen Standpunkt einzunehmen und dabei zu bleiben. Besonders angenehm hier ist die Anwendung des Königskerzenöls als Massageöl bei Rücken- und Wirbelsäulenproblemen, Verspannungen im Nackenbereich. Früher wurde das Königskerzenöl auch Königsöl bzw. Königinnenöl genannt, was seine Bedeutung noch mehr zum Ausdruck brachte. Kräuterpfarrer Weidinger spricht ihr die Eigenschaft des Mildeseins zu. Sie ist auch wohltuend für Menschen, die in sich sehr verschlossen und abgekapselt sind. Die Königskerze hilft, zu sich selbst zu finden und mutig nach außen zu sich zu stehen und das Leben in die Hand zu nehmen. Innere Stärke kann damit aufgebaut werden.

Als Hustenpflanze ist sie keine reine Schleimstoffdroge, sondern wirkt gleichzeitig als saponinhältiges Expectorans. Sie gehört zu den wichtigsten Heilpflanzen für Hals und Stimme. Hildegard von Bingen nannte den Königskerzen-Wein den Wein der Sänger. Heute wird die Heilpflanze zur Kräftigung der Stimmbänder, der Stimme und des Halses eingesetzt. Wenn durch Nervosität oder Angst die Stimme versagt, rau wird oder man keinen Ton herausbekommt, verhilft die Königskerze mit ihrer Sonnenkraft sich auszudrücken und selbstbewusst, klar und deutlich zu sprechen.

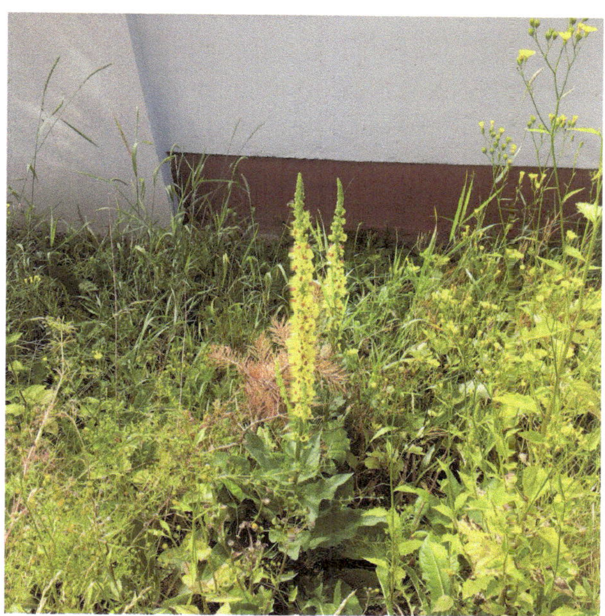

Abb. 6.31 Königskerze blühend

Vorkommen

Europa, Kleinasien, Nordafrika

Verwendete Pflanzenteile

Blüten – *Verbasci flos*

Blätter, Kraut – *Verbasci folia, Verbasci herba*

Die Blumenkronen werden im Juli und August bei sonnigem, trockenem Wetter gesammelt und in dünner Schicht ausgebreitet schnell an der Sonne oder unter gelinder Wärme (25–30 Grad) getrocknet, damit die schöne, gelbe Farbe erhalten bleibt. Oft ist es notwendig noch nach zu trocknen. Sie sollten an einem trockenen Ort aufbewahrt werden. 7–8 Teile frische Blüten ergeben 1 Teil trockene.

Das gleiche gilt für die Blätter und das Kraut. 5 Teile frische Blätter ergeben 1 Teil getrocknete.

Inhaltsstoffe

Schleimstoffe nach Hydrolyse D-Galactose, Arabinose, D-Glucose, D-Xylose, L-Rhamnose, D-Mannose, L-Fucose, Uronsäuren, Xyloglucan, Arabinogalactan, Iridoide wie Aucubin, 6β-Xylosyl-catalpol, Methylcatalpol, Isocatalpol, Speciosid, Saponine wie Verbascosaponin, Verbascosaponin B, Desrhamnosylverbascosaponin, Mulleinsaponine I–VII, Phenylethanoidglykoside wie Verbascosid, Flavonoide wie Apigenin, Luteolin, Rutin, Kämpferol, Phenolcarbonsäuren wie Kaffeesäure, Ferulasäure, Protocatechusäure, Sterole, Digiprolacton, Invertzucker

Wirkung

Aufrichtend, stärkend, gibt Mut und Standhaftigkeit, löst innere Anspannung, hilft zur Selbsterkenntnis und Selbstüberwindung, auswurffördernd, reizmildernd, erweichend, lindernd, einhüllend, schweißtreibend

■ Einsatzgebiete

Subakute Katarrhen der Atemwege, chronische Bronchitiden, Erkältungshusten, Husten, der abends auftritt, trocken und mit Heiserkeit verbunden ist, bellender Husten, Rheuma, Gelenks- und Wirbelsäulenbeschwerden, Fieber, Entzündungserkrankungen, entzündete Schleimhäute des Kehlkopfs

Die Blätter werden wie die Blüten oder zusammen mit den Blüten zum Rauchen bei Atembeschwerden angewendet. Blüten und Blätter enthalten einen seifenartigen Saft, weshalb sie bei Geschwüren und Geschwülsten als erweichende, lindernde Mittel für Umschläge gebraucht werden.

Die Tinktur ist gut gegen Schulterschmerzen, Kopfweh mit Schwindel und Schläfenschmerz, rheumatische und nervöse Gesichtsschmerzen, Bauchgrimmen, Kolik, Durchfälle, Ruhr, Darmreizungen, geschwollene und triefende Augen

Hämorrhoidalknoten: Wurzelpulver anrühren und auflegen

Königskerzenöl: eines der besten Massageöle bei starken Verspannungen im Nacken- und Rückenbereich, Verstauchungen, Wunden, Krampfadernschmerzen, Geschwülsten

Einige Tropfen ins Ohr hilft bei Ohrenschmerzen, die durch Wind verursacht sind. Das Königskerzenöl kann die Wärme der Sonne auf die Muskulatur übertragen, wirkt aufrichtend in Situationen, in denen man, auch im übertragenen Sinne, aufrecht da stehen, Position einnehmen und sich behaupten muss.

■ Zubereitungen

— Bestandteil in Hustentee-Mischungen und Hustensäfte
— Königskerzenöl
— Wurzelpulver

Die homöopathische Zubereitung *Verbascum* wird bei Trigeminusneuralgie, multiplen Neuralgien, Heiserkeit, Katarrhen der oberen Luftwege eingesetzt. Das Mittel hat einen Bezug zu peripheren Nerven, besonders N. trigeminus und der Schleimhäute der oberen Luftwege. Symptome sind schmerzhafte Kiefergelenke, wie in Zangen, heftige Nervenschmerzen in der Schläfen- und Stirnregion, stechende und drückende Schmerzen im Trigeminusbereich mit Verschlimmerung bei kalter Luft, Schmerzen im Gehörgang. Weiters neuralgische und rheumatische Schmerzen in den Extremitäten mit Lähmungsempfinden, Schmerzen im Hüftbereich, krampfartige und drückende Schmerzen in den Fußsohlen, weiters Heiserkeit nach vielem und lautem Reden und Katarrhen der oberen Luftwege.

Teemischung für Hals, Stimme und Stimmbänder
- Königskerze
- Eibischblatt und -blüte
- Eibischwurzel
- Rosenblüten

Tee mit etwas Honig süßen

6.4.13 Maté

***Ilex paraguariensis* ST.HIL.**

Stechpalmgewächs

Von der Gattung Ilex sp. sind ca. 600 Arten bekannt, wobei am bekanntesten sicherlich der Maté-Tee ist. Der Baum ist immergrün, mit einer hellen Borke, kann 20 m hoch werden. Die Blüten sind klein und weiß, die Blätter ledrig und haben einen rauchigen Geschmack. In Europa sind zwei Arten des Maté-Tees bekannt – Mate grün und Mate geröstet. Der Tee wird auch Jesuiten-Tee genannt, da die Missionare ihn aus Südamerika nach Europa mitgebracht haben (■ Abb. 6.32).

■ **Vorkommen**

Südamerika

■ **Verwendete Pflanzenteile**

Grüne Blätter – *Mate folium viride*

Geröstete Blätter – *Mate folium tostum*

Die Äste oder Zweige des Baumes werden alle 2 Jahre von Mai bis September gesammelt und durch Feuer gezogen, damit die Enzymaktivität gehemmt wird. Dabei nehmen die Blätter den charakteristischen rauchigen Geruch und Geschmack an.

■ **Inhaltsstoffe**

Coffein, Theobromin, Theophyllin, weitere Purinalkaloide wie Caffeoylchinasäure, n-Chlorogensäure, Neochlorogensäure, Dicaffeoylchinasäure-Derivate, Phenolcarbonsäuren, Gerbstoffe, Flavonoide wie Quercetin, Kämpferolglycoside, Rutosid, Triterpensaponine wie Glycoside der Ursol-, Oleanolsäure, sog. Matesaponine, Nitrilglycoside, Vitamin C, B1, B2, Nicotinsäure, Mineralstoffe

■ **Wirkung**

Aktiviert das Zentralnervensystem, stimulierend, wassertreibend, erhöht die Schlagstärke und Frequenz des Herzens, herzschützend, entzündungshemmend, fördert Ab-

a   b

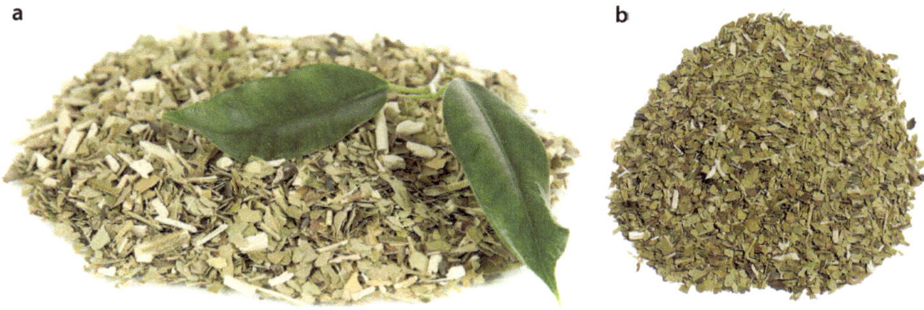

■ **Abb. 6.32**   **a, b** Mate. (**a** Copyright Africa Studio, Fotolia.com; **b** Copyright Firma Kottas)

bau von Glykogen und Fetten, antioxidativ, steigert Gallebildung, in den Herkunftsländern als natürliches Schlankheitsmittel

- **Anwendungsgebiete**

Geistige und körperliche Erschöpfung, als Kaffeeersatz, Steigerung des Wohlbefindens

- **Zubereitungen**

Tee: 1 Teelöffel mit 200 ml heißem Wasser übergießen, 5–10 min ziehen lassen, abseihen und schluckweise trinken, nicht am Abend vor dem Schlafengehen

Je kürzer man den Tee ziehen lässt, desto anregender ist die Wirkung und der Geschmack angenehmer.

6.4.14 Meisterwurz

Peucedanum ostruthium (L.) KOCH
Doldenblütler

Die Meisterwurz (■ Abb. 6.33) ist eine sehr vergessene Heilpflanze, die früher zur Stärkung des Körpers, der Psyche und der Selbstheilungskräfte eingesetzt wurde. Sie ist in vielen traditionellen Stärkungsmischungen enthalten. Im psychischen Bereich stärkt sie die Widerstandkraft der Psyche, besonders bei mangelndem Selbstbewusstsein. Ablenkungen bringen schnell aus der Fassung und das Durchhaltevermögen ist mit der Zeit geschwächt. Konzentrationsstörungen und Zerstreutheit führen zur Schwächung des Körpers und die Menschen werden krankheitsanfälliger. Die Meisterwurz wächst im Gebirge, wo sie extremen Witterungsverhältnissen ausgesetzt ist. Sie hat sehr viel Kraft und Energie, um mit diesen Begebenheiten zurecht zu kommen. Dieses Kraftpotenzial kann sie auch unseren Körper und unsere Psyche übertragen und macht körperlich und psychisch widerstandsfähiger und hilft, mit Anforderungen leichter umzugehen.

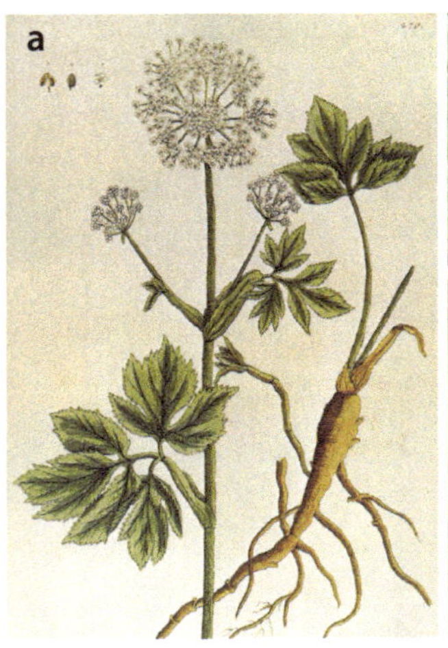
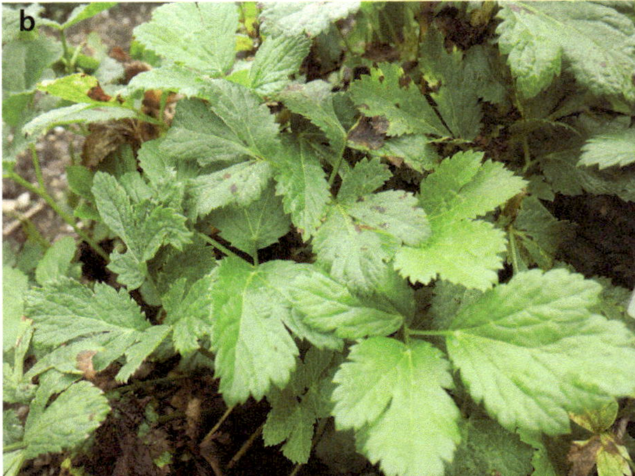

■ **Abb. 6.33**   **a, b** Meisterwurz

■ **Vorkommen**

Gebirgesländern Mitteleuropas bis Russland

■ **Verwendete Pflanzenteile**

Wurzel – *Imperatoriae radix*

Der Wurzelstock wird im Frühjahr oder Herbst gesammelt und getrocknet.

■ **Inhaltsstoffe**

Imperatorin, Ostruthin, Osthin, ätherisches Öl

Die Heilpflanze ist leider nicht sehr gut auf Inhaltsstoffe untersucht.

■ **Wirkung**

Stärkend, aufbauend, kräftigend, immunsystemstärkend, fiebersenkend, entzündungshemmend, hustenlösend, krampflösend, blähungswidrig, verdauungsfördernd, magenstärkend

■ **Einsatzgebiet**

Stärkungs- und Aufbaumittel, Tonikum, Magenschwäche

■ **Zubereitungen**

— Teemischungen
— Tropfen
— Stärkungswein

> **Tinktur aus Meisterwurz**
> - 1 Teil Meisterwurz
> - 10 Teile Alkohl 65 vol %

6.4.15 Rosenwurz

Rhodiola rosea (L.) SCOP.., *Sedum rosea* (L.) SCOP.
Dickblattgewächs

Die Rosenwurz (■ Abb. 6.34) ist heute, neben dem Eleutherococcus oder der Melisse, ein anerkanntes Stressadaptogen und wird bei Müdigkeit und Erschöpfung empfohlen.

■ **Vorkommen**

Norden Europas, arktische Gebiete bis Asien

■ **Verwendete Pflanzenteile**

— Wurzel – *Rhodiola radix*
— Rhizom – *Rhodiola rhizoma*

■ **Abb. 6.34** Rosenwurz

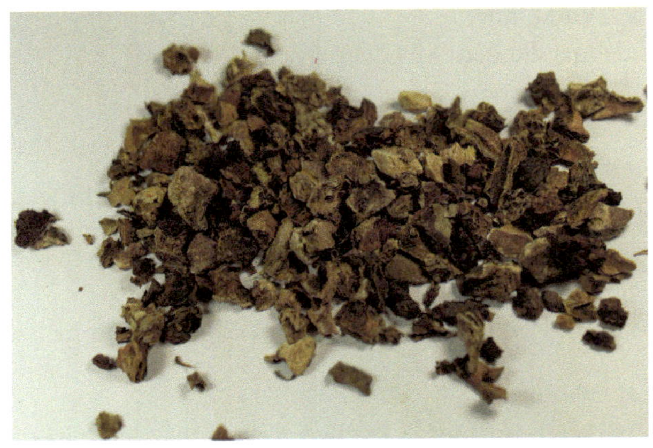

6

■ **Inhaltsstoffe**

Phenylethynoide *p*-Tyrosol, Salidrosid (Rhodiolosid), Benzylalkoholderivate wie Benzyl-*O*-ß-D-glucopyranosid, Acetophenon, Picein, Phenylpropanoide wie Rosin, Rosarin, Rosavin, Phenylpropanoide wie Sachalisid, 1-Methyl-*O*-sachalisid, weiters Gossypetin, Herbacetin, Tricin, Kämpferol, Proanthocyanidine, Flavonolignane wie Rhodiolin, Lotaustralin, ätherisches Öl, Monoterpene wie Rhodiolosid A-F, Rosiridin, Rosiridol, Phytosterole, Daucosterol, ß-Sitosterol, Oxal-, Citronen-, Äpfel-, Bernstein-säure, Polysaccharide

■ **Wirkung**

Kräftigend, aufbauend, nervenstärkend

■ **Einsatzgebiete**

Müdigkeit, Erschöpfung, zur Erhöhung der geistigen und körperlichen Leistungsfähig-keit, Stresssymptome, Schwächegefühl

■ **Zubereitungen**

— Tee
— Tropfen
— Fertigpräparate

Tropfen bei Stress und Belastungen
- Rosenwurz
- Meisterwurz
- Erzengelwurz
- Taigawurzel
- Ginseng

6.4.16 Rosmarin

Rosmarinus officinalis **L.**
Lippenblütler

Der Rosmarin (■ Abb. 6.35) ist als Gewürz sehr bekannt, weniger bekannt ist seine Anwendung als Heilpflanze. In der Traditionellen Europäischen Medizin wird er das Pflanzenfeuer genannt, da seine Wärmekraft der eines Feuers entspricht. Er fördert die Durchblutung, wirkt aktivierend, bringt Wärme und Energie in den Körper und in die Muskulatur und stärkt das Nervensystem. Er schenkt Klarheit, Kraft, Vitalität, Lebendigkeit und Antrieb. Ideal wirkt er bei Menschen mit niedrigem Blutdruck, kalten Händen und Füßen, Kreislaufproblemen als Tee, Massageöl oder Fußcreme.

■ **Vorkommen**

Mittelmeergebiet

■ **Verwendete Pflanzenteile**

Blätter – *Rosmarini folium*

■ **Inhaltsstoffe**

Ätherisches Öl mit 1,8-Cineol, Campher, α-Pinen, Camphen, Borneol, Bornylacetat, Myrcen, Limonen, α-Terpineol, Caryophyllen

■ **Wirkung**

Aktivierend, aufbauend, wärmend, belebend, energiegebend, herz- und nervenstärkend, durchblutungsfördernd, kräftigend, verleiht Entschlossenheit und Begeisterung, blutdruckerhöhend, antibakteriell, antiviral, antioxidativ, fördert den Gallenfluss, leberschützend, krampflösend, entblähend, wundheilend, schweißtreibend, fördert den Haarwuchs

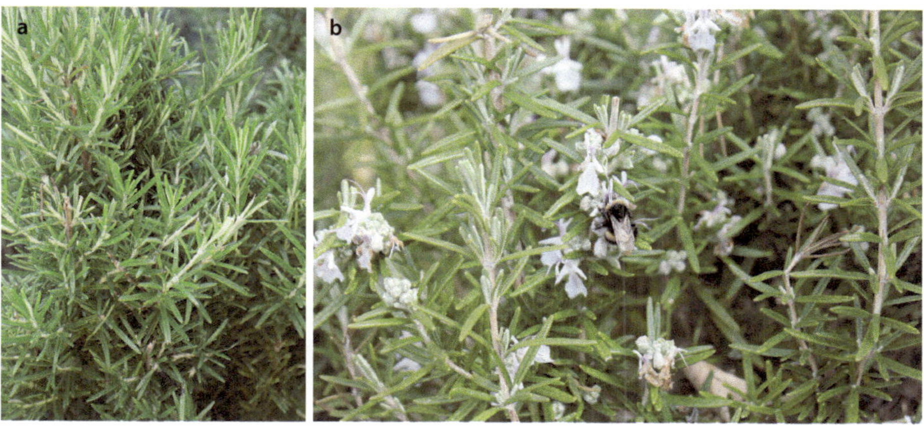

■ **Abb. 6.35** **a** Rosmarin, **b** Rosmarinblüten

■ Einsatzgebiete

Müdigkeit, Erschöpfung, Energielosigkeit, Kraftlosigkeit, Antriebslosigkeit, Freudlosigkeit, Nervenschwäche, niedriger Blutdruck, Kreislaufprobleme, Kältegefühl, Schwindel, Ohnmacht, Kopfschmerzen, Lethargie, mentale Schwäche, Kopfmüdigkeit, Rekonvaleszenz, Blässe, Amenorrhoe, Blähungen, krampfhafte Magen-Darm-Beschwerden, dyspeptische Beschwerden, Tonikum, Muskel-, Gelenksbeschwerden, Rheuma, chronische Entzündungen, Schwindel, chronische Verschleimungen im Magen-Darm-Trakt, schwache Augen

■ Zubereitungen

- Tee
- Tropfen
- Rosmarin-Wein
- Mundwasser
- Rosmaringeist
- Rosmarin-Salbe
- Nervensalbe
- Rosmarin-Honig

> *Oleum nervinum*: **Nervenöl**
> - 5,0 Olei Rosmarini
> - 5,0 Olei Thymi
> - 10,0 Olei Lauri
> - 80,0 Olei Chamomill. Infus.

6.4.17 Taigawurzel

Eleutherococcus senticosus (RUPR. Et MAXIM.) MAXIM.
Araliengewächs

Die Taigawurzel (■ Abb. 6.36) kommt aus dem Norden Europas und wächst dort in der Taiga. Sie ist heute ein bekanntes Stressadaptogen, das den Körper und das Nervensystem gegenüber Stress stärker macht. Die Taigawurzel erhört weiters die Regenerationskraft der Zellen, sodass Zellen schneller und besser regenerieren können. Die Wurzel spendet Kraft und Energie in Zeiten von hohen körperlichen und psychischen Anforderungen und ist auch gut in der Begleitung von schweren Erkrankungen wie Krebserkrankungen oder chronischen Erkrankungen einzusetzen, damit der Körper und die Psyche besser mit der Behandlung und den chemischen Wirkstoffen umgehen kann. Von Sportlern wird sie gerne eingenommen, da sie die Regenerationszeit nach dem Sport verkürzt und die Regenerationskraft der Zellen stärkt.

■ Vorkommen

Sibirien, Nordostasien

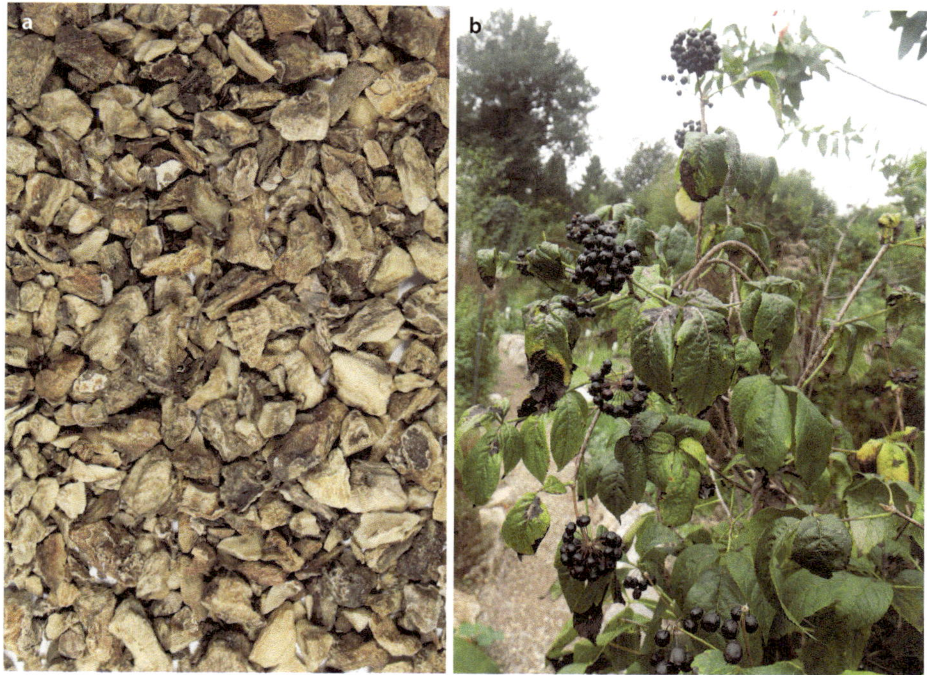

◘ Abb. 6.36   a, b Taigawurzel

■ **Verwendete Pflanzenteile**

Wurzel – *Eleutherococci radix*

■ **Inhaltsstoffe**

Lignane wie (-)-Sesamin (Eleutherosid B4), (+)-Syringaresinol-4,4′-O-β-Diglucosid (Eleutherosid E, Liriodendrin), (-)-Syringaresinol, 4-O-β-D-Monoglucosid (Eleutherosid E1), 4,2′-O-β-Diglucosid (Acanthosid D), meso-Secoisolariciresinol und 7,8-trans-Dihydrodehydrodiconiferylalkohol-4-O-β-D-monoglucosid, monomere Phenylpropane wie Coniferylalkohol-4-O-β-D-glucosid (Coniferin), Coniferylaldehyd und Glucosid, Sinapylalkohol, Syringin (Eleutherosid D), Sinapylaldehyd, Kaffeesäure, Chlorogensäure, 1,5-Dicaffeoylchinasäure, Cumarine wie Isofraxidin und 7-O-glucosid (Eleutherosid B1), 4-O-Ethylumbelliferon, Triterpensaponine wie Eleutheroside I-M, Protoprimulagenin A, β-Sitosterol, 3-O-β-D-Glucosid (Eleutherosid A, Daucosterol), Polysaccharide, Glucane und Glucuronoxylane, Zucker wie Methyl-α-D-galactosid (Eleutherosid C)

■ **Wirkung**

Tonisch, stärkend, kräftigend, verbessert Blutbild, verbessert und beschleunigt die Regenerationskraft der Zellen, adaptogen, stressresistenzverbessernd, verbessert die Leistungsfähigkeit, verbessert die Anpassungsfähigkeit des Körpers an innere und äußere Umstände, stärkt die Widerstandsfähigkeit des Körpers, regt das Erinnerungsvermögen an, verbessert Blutbild, regt Blutbildung an, immunstimulierend, immunmodulierend, vermehrt die T-Zellen und natürlichen Killerzellen des Abwehrsystems, erhöht den β-Endorphin-Blutspiegel, stressreduzierend, schützt vor stressinduzierten Magengeschwüren, anabolisch, Steigerung der Phagozytose von Leukozyten, Granulozyten, der γ-Interferonsynthese in Lymphozyten, der Produktion der Interleukine IL-1, IL-6, antiviral gegen Rhinoviren und Influenza-A-Viren, starke Bindungsaffinität zu Estrogen-, Progesteron-, Glucocorticoid- und Androgenrezeptoren, hemmt ACTH-Ausschüttung unter Stress, verhindert anaphylaktischen Schock, hemmt den Anstieg von iNOS, NO und die Expression von COX-2

■ Einsatzgebiete

Müdigkeit, Schwäche, Stress, körperliche und psychische Belastungen, nachlassende Leistungs- und Konzentrationsfähigkeit, Rekonvaleszenz, Stress, Kraftlosigkeit, körperliche und geistige Erschöpfung, Burn out, Rekonvaleszenz, Anämie, Immunschwäche, Sport, depressive Verstimmungen und Depressionen, zur Stärkung nach Lungenentzündung

■ Zubereitungen

- Tee
- Tropfen
- Fertipräparate

Energie Tropfen
- Taigawurzel
- Erzengelwurz
- Weißdorn
- Rosmarin
- Thymian
- Ginkgo
- Galgant
- Ingwer

6.4.18 Thymian

Thymus vulgaris L.

Lippenblütler

Der Thymian (◘ Abb. 6.37) ist eine bekannte und allseits beliebte Heilpflanze für Erwachsene und Kinder bei Husten. Er wird auch gerne als Gewürz eingesetzt. Schon sein Geruch deutet auf seine besonderen Heilkräfte hin. Im psychischen Bereich vermittelt der Thymian Wärme, Kraft und Ausdauer. Seine Wärmekraft ist zu vergleichen mit einer Glut, die durchwärmt, kräftigt und stärkt. So stärkt er die Bronchien, das Lungengewebe, die Atmung und gleichzeitig auch den Lebensatem. So klein die Pflanze auch ist, so zäh und kraftvoll ist sie auch. Der Geruch, das ätherische Öl ist sehr intensiv belebend und stärkend bei Stresszuständen, die mit Atembeschwerden einhergehen.

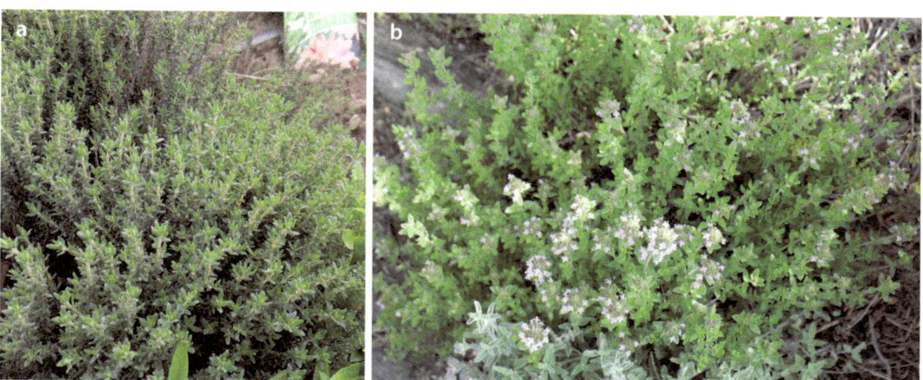

▣ Abb. 6.37   **a** Thymianstrauch, **b** Thymian blühend

▪ Vorkommen
Stammt ursprünglich aus Mittel-, Südeuropa, kommt heute beinahe weltweit vor

▪ Verwendete Pflanzenteile
Kraut – *Thymi herba*
   Die blühenden Zweige werden im Juni und Juli gesammelt, im Schatten getrocknet und in dicht schließenden Gefäßen aufbewahrt. 3 Teile frische Zweige geben 1 Teil getrockneten.

▪ Inhaltsstoffe
Ätherisches Öl mit Thymol, Carvacrol, γ-Terpinen, p-Cymen, Thymol- und Carvacrolmethylether, β-Caryophyllen, Labiatengerbstoffe, Flavonoide, Triterpene, Biphenyle

▪ Wirkung
Stärkend, wärmend, gibt Ausdauer und Kraft, stärkt die Lebensgeister und Nerven, bewahrt und stärkt die innere Glut, schleimverflüssigend, schleimbewegend, entspannend auf die Bronchialmuskulatur, krampflösend, antibakteriell, desinfizierend, Transportfunktion der Zilien wird erhöht, antiseptisch

▪ Einsatzgebiete
Atembeschwerden und geschwächtes Immunsystem durch Stress und Belastungen, krampfhafter, akuter und chronischer Husten, Emphysem, Asthma, Keuchhusten, Bronchitis, Katarrhen der Luftwege, Stomachikum, Karminativum, Koliken, aufgeblähter Magen

▪ Zubereitungen
– Tee
– Tropfen
– Hustensäfte
– Pastillen

Thymiansalbe für die Fußsohlen
- 1 Tropfen ätherisches Thymianöl
- 1 Teil Bienenwachs
- 9 Teile Olivenöl
- Olivenöl mit Bienenwachs auf Wasserbad aufschmelzen, kalt rühren, kurz vor dem Erkalten ätherisches Thymianöl einrühren

6.4.19 Zimt

***Cinnamomum verum* J.S. PRESL.**
   Lorbeergewächs
   Der Zimt (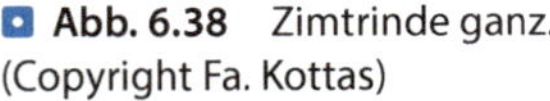 Abb. 6.38) sei hier stellvertretend für alle Gewürze erwähnt. Die Gewürze haben allesamt eine durchblutungsfördernde, aufbauende, energiespendende, wärmende Wirkung auf den Körper und können sehr gut in die tägliche Ernährung eingebaut, aber auch alleine als Heilmittel eingesetzt werden. Besonders viele Gewürze kennen wir aus der Heilkunde der Hildegard von Bingen.

■ **Vorkommen**
Süd- und Südostasien, südliches Ostindien, Seychellen, Indonesien bis Südamerika

■ **Verwendete Pflanzenteile**
Rinde – *Cinnamomum cortex*

■ **Inhaltsstoffe**
Ätherisches Öl mit *trans*-Zimtaldehyd, Eugenol, weitere Phenylpropane wie *trans*-2-Methoxyzimtaldehyd, *trans*-Zimtalkohol, Methoxyzimtaldehyd, Benzylbenzoat, Li-

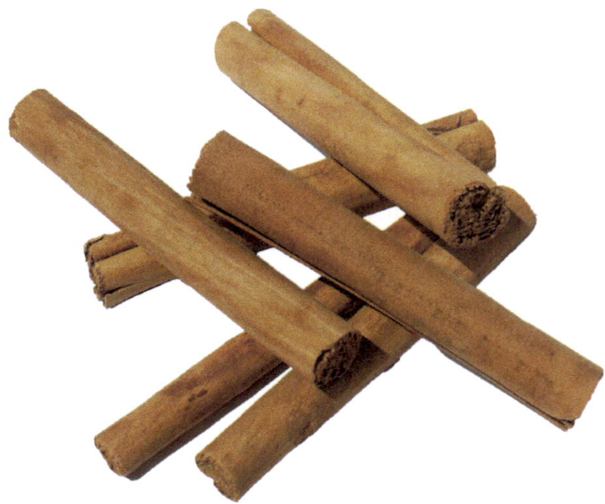

Abb. 6.38   Zimtrinde ganz.
(Copyright Fa. Kottas)

nalool, Safrol, Proanthocyanidine, Terpene wie Linalool, Caryophyllen, Cumarin, pentazyklische Diterpene wie Cinnzeylanol, Cinnzeylanin, Phenolcarbonsäuren wie Protocatechusäure, Hydroxyzimtsäuren, Gerbstoffe, Mannit, L-Arabino-α-xylane, Schleime wie α-D-Glucane, β-Sitosterol, Stärke

■ **Wirkung**

Durchblutungsfördernd, wärmend, energiegebend, aufbauend, tonisierend, aphrodisierend, verdauungsfördernd, antioxidativ, antibakteriell, antimykotisch, entzündungshemmend, entblähend, blutzuckersenkend, Hemmung des Wachstums des Helicobacter pylori

■ **Einsatzgebiete**

Schwäche, Energielosigkeit, geistige Erschöpfung, depressive Verstimmungen, stressbedingte Beschwerden, Kreislaufstörungen, Herzschwäche, Lustlosigkeit, Frigidität, Impotenz, krampfartige Beschwerden im Bauchraum, Blähungen, Krämpfe

■ **Zubereitungen**

— Gewürz
— Kapseln
— Ätherische Öl
— Tinktur

Wärmende Gewürzmischung für Bratapfel

- Zimt
- Nelken
- Vanille
- Mandeln
- Honig

6.5 Heilpflanzen bei Hirnleistungsstörungen

Hirnleistungsstörungen und degenerative Erkrankungen des Zentralnervensystems gehören heute zu den Erkrankungen, besonders in der zivilisierten Welt, deren Zahl am stärksten steigt. Früher wurden sie als Hirnsklerose bezeichnet. Heute nennt man sie cerebral-vaskuläre Insuffizienz oder Hirnatrophie und zeigen sich in verschiedensten Demenzformen. Zu den Hirnleistungsstörungen zählen Konzentrations- und Gedächtnisstörungen, verschiedene Schwindelformen, Kopfschmerzen, Ohrgeräusche, der Verlust von Erinnerung, Orientierung oder Denkinhalten, das hirnorganisches Psychosyndrom mit Persönlichkeitsveränderungen (Demenz), Alzheimer, früher präsenile Demenz bezeichnet oder die vaskuläre Demenz, Morbus Pick, Frontotemporale Demenz oder als Begleitung von Erkrankungen wie Creutzfeld-Jakob-Krankheit, Chorea Huntington oder schweren Depressionen.

Die moderne Medizin verordnet heute die sogenannten Nootropika. Doch zeigen diese aber alle keine befriedigenden Wirkungen. Sie werden nach Symptomen eingesetzt. Jedoch haben sie erfahrungsgemäß keine Regenerationsfähigkeit auf das Gehirn. Die moderne Medizin versucht also mit den Arzneimitteln, die ihnen zur Verfügung stehen, den Zustand zu stabilisieren und eine Verschlechterung zu verhindern.

Nicht immer ist eindeutig geklärt, woher der Gedächtnisverlust kommt. Dies macht eine Behandlung sehr schwierig. Allerdings weiß man heute, dass eine gesunde Lebensführung und die Neugierde am Leben zu erhalten unser Gedächtnis schützen und erhalten kann. Nervenzellen zu regenerieren ist bis ins hohe Alter möglich. Erholungsphasen, Entspannung, Verhaltens-, Musik- und Bewegungstherapien, Achtsamkeitsförderung, Reduktion von Angst und Stress, Gehirnjogging mittels Kreuzworträtsel, Kreativität fördern durch Malen, Aufenthalten in der Natur, Gartenarbeit, viel Trinken und eine gesunde Ernährung sind dabei essenziell. Vollkornmüsli morgens, Getreide wie Roggen oder Dinkel, Vitalstoffe wie B-Vitamine, Calcium, Magnesium, Zink, Eisen, Kupfer und Mangan, Antioxidatien aus Beeren, Nüsse, Sonnenblumenkerne, Leinsamen, Weizenkeime, Omega-Fettsäuren aus gesunden Fischen, Avocados, Zucchinis, Auberginen oder Kräutertees aus Griechischem Bergtee oder Rosmarin sind gesund und helfen unserem Nervensystem und Gedächtnis.

Heilpflanzen, die hier eingesetzt werden, sind:

- Ginkgo
- Weißdorn
- Tollkirsche: Versuche zeigen eine positive Wirkung auf die chronische Gehirnhautentzündung. Hier wurden erstaunlich hohe Dosierungen toleriert. Auch bei Parkinsonismus war die Wirkung vielversprechend. Die Wirkung auf das Zentralnervensystem geht von der Wurzel aus.
- Bilsenkraut: Das Bilsenkraut und der Stechapfel zeigten gute Wirkung als Tremormittel. Die Verträglichkeit ist erstaunlich gut. Die Dosistoleranz ist bei Kranken wesentlich höher als bei gesunden Menschen.
- Stechapfel: Tremor
- Feigenknospen
- Rosmarin
- Eleutherococcus
- Haferstroh
- Griechischer Bergtee

6.5.1 Ginkgo

Ginkgo biloba L.

Ginkgogewächs

Der japanische Tempelbaum ist ein sehr altes, widerstandsfähiges Gewächs, das in früheren Erdzeitaltern weiter verbreitet war als heute. Der Baum wird auch Fächerblattbaum, Elefantenohrbaum oder Maidenhair tree genannt.

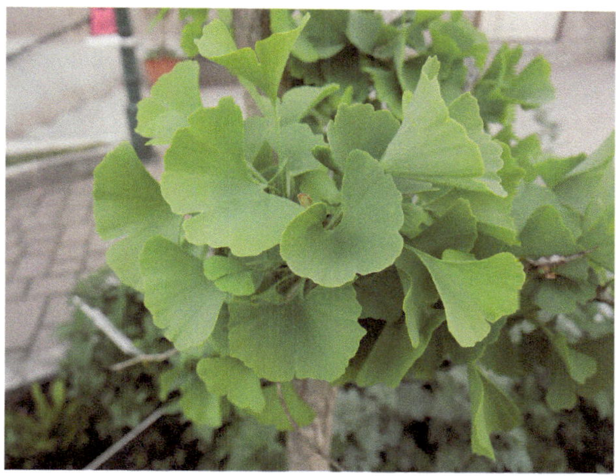

Abb. 6.39 Ginkgoblätter

Das Blatt (■ Abb. 6.39) selbst wird therapeutisch nicht verwendet, sondern dient als Ausgangsstoff für die Herstellung des Ginkgotrockenextrakts, der medizinisch angewendet wird. Die Wirkung von Ginkgo ist heute schulmedizinisch sehr gut untersucht.

Im psychischen Bereich hilft er Menschen, die durch Druck, Überlastung und Anspannung immer wieder geistesabwesend sind, benommen und gegen Stimmungsschwankungen und Lethargie kämpfen, die sich zurückziehen, Ruhe haben möchten und sich und andere ablehnen bzw. bedauern.

■ Vorkommen

Ursprünglich wurde er als Tempelbaum in China und Japan kultiviert und kam im 16. Jahrhundert nach Europa.

■ Verwendete Pflanzenteile

Blatt – *Ginkgo folium*

■ Inhaltsstoffe

Terpenlactone bes. Ginkgolide, Sesquiterpenlactone wie Bilobalid, Flavonoide wie Mono-, Di- und Triglycoside sowie Acylglykoside des Kämpferols, Quercetins und Isorhamnetins, Biflavone wie Bilobetin, Ginkgetin, Amentoflavon, Flavonoide, Proanthocyanidine, Säuren, Ginkgotoxin, Ginkgolsäuren, Sterole, Polyprenole, Lektine, Cycliten

Cave: Methylpyridoxin (Ginkgotoxin) in Samen und Blättern können bei Rohverzehr Krampfzuständen in hohen Dosen verursachen und wirken neurotoxisch!

■ Wirkung

Radikalfänger, Verbesserung der Fließeigenschaften des Blutes, Verbesserung der Sauerstoff-Aufnahme ins Gewebe, antiödematöse Wirkung, herzschützend, Steigerung der Hypoxietoleranz v. a. des Hirngewebes, Hemmung der Entwicklung eines traumatisch oder toxisch bedingten Hirnödems bzw. Beschleunigung der Rückbildung, Verminderung des Retinaödems und von Netzhautzell-Läsionen, Hemmung der altersbedingten Reduktion von muskarinergen Cholinozeptoren und α2-Adrenozeptoren, Förderung der Cholinaufnahme in den Hippocampus, Steigerung der Gedächtnisleistung und des Lernvermögens, Förderung der Kompensation von Gleichgewichtsstörungen, Förderung der Durchblutung, v. a. der Mikrozirkulation, Inaktivierung toxischer Sauerstoffradikale, neuroprotektive Wirkung

■ **Einsatzgebiete**

Symptomatische Behandlung von hirnorganisch bedingten Leistungsstörungen, Gedächtnisstörungen, Konzentrationsschwäche, reduzierte Aufmerksamkeit, Stimmungslabilität, Gedächtnisschwund, Antriebsmangel, Schlafstörungen, Abgeschlagenheit, depressive Verstimmungen, Schwindel, Ohrensausen, Kopfschmerzen, Demenz, periphere und arterielle Verschlusskrankheiten, Tinnitus, Hör- und Sehstörungen

■ **Zubereitungen**
– Tropfen
– Fertigpräparate

■ **Dosierung**

Tagesdosis 120 mg – 240 mg Trockenextrakt in 2–3 Einzeldosen

Die Einnahmedauer ist abhängig von den Beschwerden, sollte bei chronischen Erkrankungen mindestens 8 Wochen angewendet werden.

6.5.2 Griechischer Bergtee

Sideritis syriaca L.
Lippenblütler

Der Griechische Bergtee (◨ Abb. 6.40) stammt aus Südgriechenland und Kreta. Mit dem Kraut werden im Moment vielversprechende Studien bei Demenzerkrankungen durchgeführt.

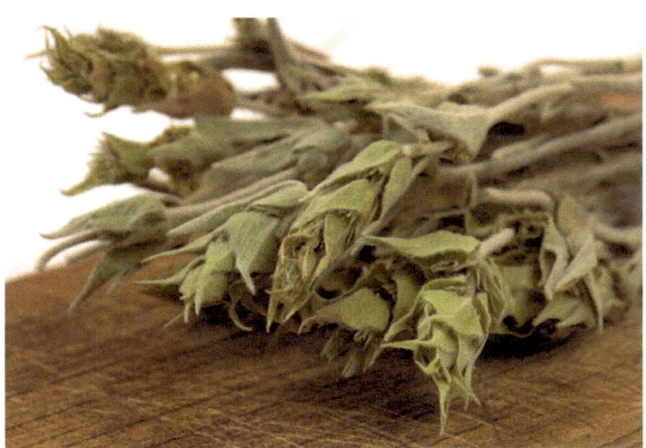

◨ **Abb. 6.40** Griechischer Bergtee. (Copyright sulupress, Fotolia.com)

6.6 Heilpflanzen bei Angst, Panik, Traumata

6.6.1 Arnika

Arnika (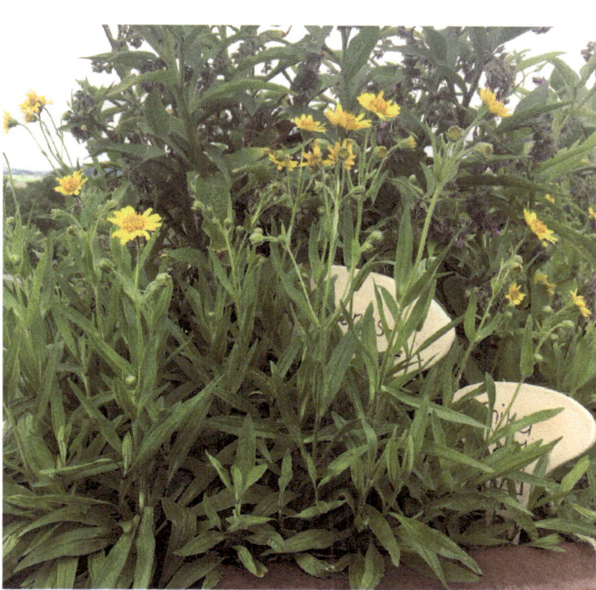 Abb. 6.41) wird heute in äußerlicher Form bei Verletzungen, Prellungen, Verstauchungen eingesetzt. Weniger bekannt ist die Pflanze als Akut-Herzmittel bei akuten Schwächezuständen des Herzens und Angina pectoris oder als Traumamittel nach schweren Schockzustände, schweren Unfällen, Herzattacken, Angst, Panik oder Verwirrung durch Schock. Die Menschen fühlen sich zerschlagen, gebrochen und nicht fähig, sich zu regenerieren. Mithilfe von Arnika können sich Betroffene nach seelisch-emotionalen Traumatisierungen schneller und leichter erholen. Bei längerer Anwendung allerdings kann es zu unspezifischen Herzwirkungen kommen. Gleichzeitig hat er eine stärkende Wirkung auf Gefäßnerven, Herznerven und Blutgefäße. Allseits bekannt ist der berühmte Arnika-Schnaps als Desinfektionsmittel von Wunden. In Gebirgsregionen wird er auch Bergwohlverleih, Bergwurzelblumen, Gemsblumen, Blutblumen, Kraftwurz, Engelkraut, Johannisblume, Fallkraut, Mutterwurz, römische Gemswurz, Wundkraut oder Mountain Tobacco genannt.

- **Vorkommen**

In ganz Europa in Bergregionen

- **Verwendete Pflanzenteile**

Blüte – *Arnicae flos*

Die Blüten werden im Juni und Juli gesammelt und schnell getrocknet. 5 Teile frische Blüten geben etwa 1 Teil getrocknete.

Abb. 6.41 Arnika

■ Inhaltsstoffe

Sesquiterpenlactone vom Pseudoguaianolid-Typ, Ester des Helenalins und 11α,13-Dihydrohelenalins mit niederen Fettsäuren, Flavonoide, Isoquercitrin, Astragalin, Luteolin-7-glucosid, ätherisches Öl, Triterpenalkohole, Zimtsäure und Derivate, Cumarine, Polyacetylene, Xanthophylle, Tussilaginsäure, Isotussilaginsäure

■ Wirkung

Hilft, seelische-emotionale Schockzustände leichter zu verarbeiten

Herzwirkung: Verbesserung der Durchblutung der Herzkranzgefäße, akute Herzstärkung

Weiter Wirkungen sind entzündungshemmend, schmerzstillend, antibakteriell, antimykotisch.

Cave: Arnika ist ein Akut-Herzmittel! Bei zu langer Anwendungsdauer oder zu hoher Dosierung kann es zu Schwindel, Zittern, Rhythmusstörungen bis hin zu Kollaps kommen. Bei Arnika steht der schnell eintretende Effekt im Vordergrund. Im Gegensatz zum Weißdorn, der das Mittel für eine langandauernde Unterstützung oder Behandlung von koronaren Herzkrankheiten ist.

Cave: Allergien auf Korbblütler!

■ Einsatzgebiete

Herzspezifische Wirkung: akute Herzbeschwerden, pektanginöse Beschwerden, akutes Herztonikum, Analeptikum, Schockzustände und Erschöpfungszustände nach schweren Unfällen, Angst, Panik, Verwirrung, tiefe emotionale-seelische Belastungen, Zelltraumas,

Weitere Einsatzgebiete sind als Wundheilmittel, Wundantiseptikum, Entzündungen, Schmerzen, Neuralgien, Verletzungs- und Unfallfolgen wie Prellungen, Quetschungen, Verstauchungen, Verrenkungen, Gehirnerschütterung, Lähmungen nach Verletzungen oder Schlaganfall, Hämatome, Thrombosen, Venenentzündungen, Überbelastung von Gelenken und Muskulatur, Entzündungen von Insektenstichen, Krämpfe, Lungenödem, Leber-, Milzanschwellungen, Fieber mit asthenischer Schwäche, Schwäche und Lähmung im Darm, Augenentzündungen, Erfrierungen, Insektenstiche

■ Zubereitungen

- Tinktur
- Homöopathische Zubereitungen
- Anthroposophische Zubereitungen
- Massageöle, Einreibungen, Umschläge, Duschgele

Die homöopathische Zubereitung *Arnica* wird bei Herzmuskelschwäche, Stenokardie, Hypertension, Quetschungen, Hämatome, Furunkel, Blutungsdiathesen und als Hilfsmittel bei Apoplexien und Retinablutungen, Neuralgien, Myalgien, Muskelkater, Ischias eingesetzt.

Arnica hat eine gute stärkende und tonisierende Gefäß- und Herzwirkung.

6.6.2 Feigenbaum

Ficus carica

Maulbeergewächs

Schon in der Bibel (*Micha 4*) steht geschrieben: Wenn Schwerter zu Pflugscharen werden und Frieden unter den Menschen herrscht, dann kann jeder unter seinem Feigenbaum sitzen, ohne aufgeschreckt zu werden.

Ein reicher Mann war zu biblischen Zeiten derjenige, der einen Ölbaum, einen Weinstock, einen Feigenbaum und einen Süßwasserbrunnen sein Eigentum nennen konnte.

Der Feigenbaum (◘ Abb. 6.42) diente schon immer als Nahrungsmittel und Heilmittel. Die Frucht war sehr zuckerhaltig und konnte getrocknet aufbewahrt werden. Natürlicher Zucker bedeutete für den Körper Energie, Nahrung und Stärkung.

■ **Vorkommen**
- Mittelmeerraum
- Orient
- bevorzugt sonnige, geschützte Standorte

■ **Verwendete Pflanzenteile**
- Frucht – *Ficus fructus*
- Knospen – *Ficus gemmae*

■ **Inhaltsstoffe**

Invertzucker, Pektin, Vitamine, Fruchtsäuren, Enzyme, Schleime, Eiweiß, Fett, Calcium, Phosphor, Vitamine

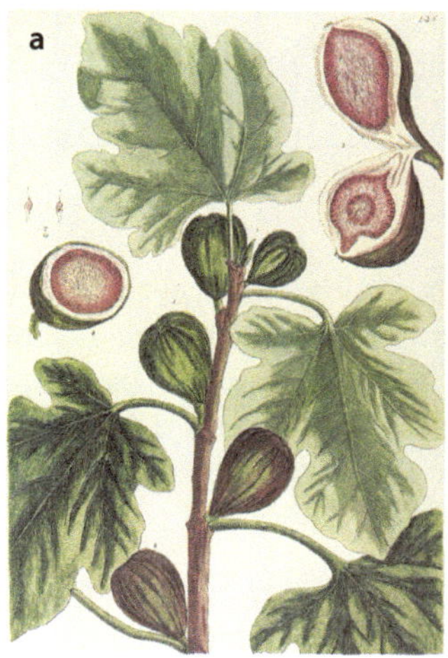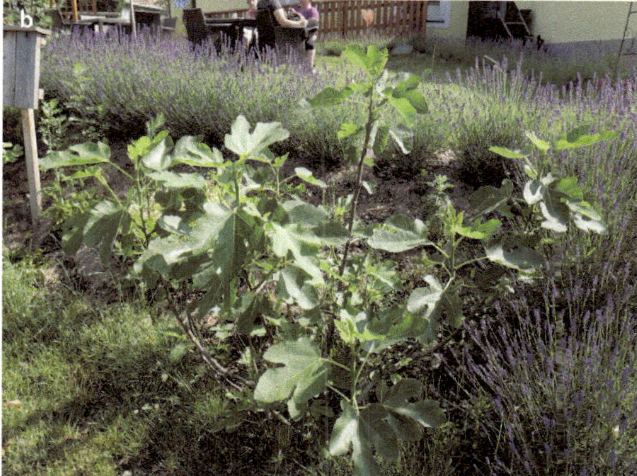

◘ **Abb. 6.42** **a** Feige, **b** Feigenstrauch

■ Wirkung

= Früchte: stärkend, energiegebend, verdauungsfördernd, basisch
= Knospen: beruhigend auf das Vegetative Nervensystem, angstlösend, antidepressiv, hilft den eigenen Lebenssinn zu finden. entzündungshemmend, entgiftend, magenschützend

■ Wirkung

Angstlösend, antidepressiv, entzündungshemmend, entgiftend, beruhigend, beruhigt zu schnellen Herzschlag, basisch, helfen dem Körper, Säuren und Giftstoffe auszuscheiden und stärken das Immunsystem. Die enthaltenen Pektine und Fruchtsäuren wirken verdauungsfördernd und mild abführend.

■ Einsatzgebiete

Angst, Angstneurosen, psychosomatische Beschwerden, inneres Zittern, Anspannungen, Nervosität, depressive Verstimmungen, Erschöpfung, zu schneller Herzschlag, schlaffördernd, am besten bei akuten Entzündungen, Magenbrennen, Magenschmerzen, Magenschleimhautentzündung, Magengeschwür, Zwölffingerdarmgeschwür

Getrocknet, geröstet und grob gepulvert liefern Feigen den Feigen- oder Gesundheitskaffee (*Caricae tostae*)

■ Zubereitungen

= Getrocknete und frische Früchte
= Feigenknospen als Gemmopräparat

Gute Feigen müssen getrocknet weich, klebrig und durchscheinend fein sein. Als solche werden sie innerlich als Brusttee, etwa mit Gerste und Rosinen abgekocht und in Form dieses Absuds tassenweise getrunken.

6.6.3 Gänseblümchen

Bellis perennis L.
Korbblütler

Das Gänseblümchen (■ Abb. 6.43) gehört eigentlich zu den Kinderpflanzen und wird auch Arnika der Kinder genannt. Auf der psychischen Ebene wird die Tinktur begleitend in der Aufarbeitung von Kindheitstraumatas angewendet. Das Gänseblümchen ist eine gute Hautpflanze neben dem Ackerstiefmütterchen, wenn sich Sorgen, Kummer, Stress als Hautirritationen oder Neurodermitis zeigen.

■ Vorkommen

Beinahe weltweit

■ Verwendete Pflanzenteile

Blüten – *Bellis perennis flos*

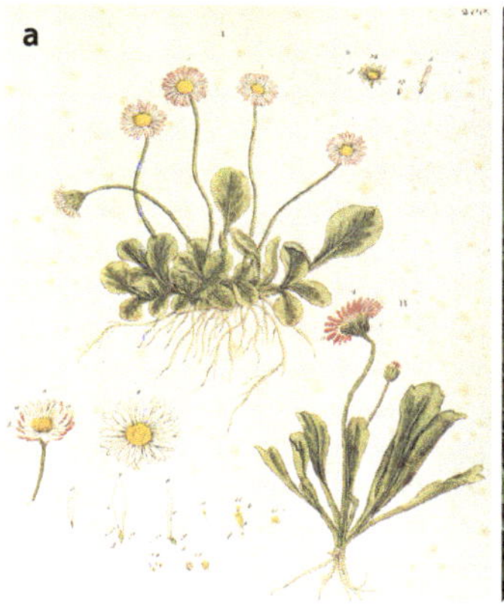
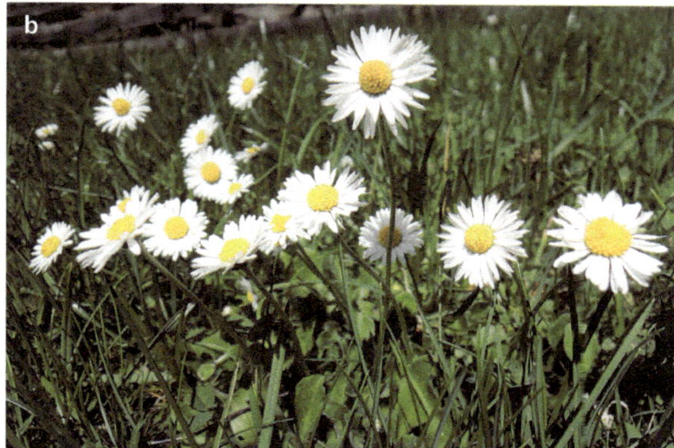

▣ Abb. 6.43   **a** Gänseblümchen, **b** Blüte

■ Inhaltsstoffe

Saponine, Bitterstoffe, Gerbstoffe, Schleim, Zucker, Äpfel-, Wein-, Essig-, Oxalsäure, ätherisches Öl, Anthoxanthin, Flavonoide wie Kämpferol, Quercetin, Inulin

■ Wirkung

Angstlösend, aufbauend, psychisch stärkend, bei Schwächezuständen von Kindern, entspannend, entkrampfend, hautberuhigend, erheiternd, unterstützt Erholung und Regeneration, verletzte Gefühle in der Kindheit, unterstützt das innere Kind, daneben harntreibend, entgiftend, wundheilend, stoffwechselanregend, entzündungshemmend, lymphreinigend, schmerzstillend

■ Anwendungsgebiete

Kindheitstraumata, Ängste, Anspannung, Schwächegefühl, schwache Gliedmaßen bei Kindern, psychische Schwäche und Traurigkeit bei Kindern, Vitalitätsverlust, morgendliche Zerschlagenheit, Hautirritationen, stumpf-traumatische Verletzungen

■ Anwendungsformen

- Tee
- Tropfen
- Kügelchen
- Salbe

6.6.4 Kava-Kava

Piper methysticum **G.FORST.**
Pfeffergewächs

Der Wurzelstock der Kava-Kava-Pflanze (siehe auch ▶ Abschn. 6.2.9, ▣ Abb. 6.16) wird seit langem in seiner Heimat auf den Inseln des Pazifiks als angstlösende, spannungslösende Heilpflanze eingesetzt.

■ **Vorkommen**

Inseln des Pazifiks

■ **Verwendete Pflanzenteile**

Wurzelstock – *Kava-Kava rhizoma*

■ **Inhaltsstoffe**

Kavalactone bzw. Kavapyrone wie Kavain, Methysticin, Desmethoxy-yangonin, Yangonin, Marindinin, Dihydromethysticin, Chalkone wie Flavokavin A, B, C, Flavanone wie Dimethoxyflavanon, Zimtsäure und Derivate, Stigmasterol, ätherisches Öl, Stärke

■ **Wirkung**

Angst- und spannungslösend, beruhigend, Dämpfung der emotionalen Erregbarkeit, Steigerung der Stimmungslage, entspannend, aggressionslösend, krampflösend, muskelentspannend, schmerzstillend, lokalanästhetisch

■ **Anwendungsgebiete**

Angstgefühle, Anspannung, innere Unruhezustände, nervöse Anspannung mit Angst

Cave: Eine Wechselwirkung mit zentral wirksamen Substanzen wie Alkohol oder Psychopharmaka ist möglich!

■ **Zubereitungen**

— Extrakte
— Homöopathische Zubereitungen
— Fertigpräparate

6.6.5 Linde

Tilia cordata **MILL. (Winterlinde)**
   Tilia platyphyllos **SCOP. (Sommerlinde)**
   Lindengewächs

Die Linde (siehe auch ▶ Abschn. 5.1.5, ▢ Abb. 5.5) war in früheren Zeiten der Volksbaum Nr. 1. Im Zentrum eines jeden Dorfes befand sich meist ein Lindenbaum. Um die Linde herum spielte sich das Leben ab, wurde Markt gehalten, getanzt, gesungen und auch Gericht gehalten. Zahlreiche Lieder handeln von der zentralen Bedeutung der Linde im Leben der Menschen. Auch heute noch ist es ein besonders wohltuendes Gefühl, unter einer Linde eine Rast zu machen oder sich zu entspannen. Der honigartige Geruch der Blüten führt zu einer Entspannung des Nervensystems.

Vor 4000 Jahren hat die Linde unsere Landschaft geprägt. Linden können sehr, sehr alt werden. Leider reagieren sie heute sehr empfindlich auf die Umweltgifte. Deshalb gibt es immer weniger Linden.

Im psychischen Bereich wirkt die Linde angst- und spannungslösend, macht ruhiger, gelassener, sanfter, nachgiebiger, warmherziger, wohlgesinnter, zugänglicher, diplomatischer und freundlicher.

- **Vorkommen**

Europa

- **Verwendete Pflanzenteile**
- Blüten – *Tiliae flos*
- Blätter – *Tiliae folium*
- Rinde – *Tiliae cortex*
- Samen – *Tiliae semen*

Die Blüten werden mit den Flügelblättern von der Sommerlinde im Juni, von der Winterlinde 14 Tage später, bei heiterem Wetter gesammelt und getrocknet. 7 Teile frische Blüten geben 2 Teile getrocknete.

- **Inhaltsstoffe**

Flavonoide wie Quercetinglykoside Rutin, Hyperosid, Quercitrin, Isoquercitrin, Rhamnoxylosid, 3-Gluco-7-rhamnosid, Kämpferolglykoside Astragalin, Tilirosid, 3-Gluco-7-rhamnosid, 3,7-Dirhamnosid, Schleim mit Arabinogalactanen, ätherisches Öl mit Monoterpenen Linalool, Geraniol, 1,8-Cineol, Carvon, Campher, Thymol, Carvacrol, Anethol, Eugenol, Benzylalkohol, 2-Phenylethanol, Essigsäure-, Benzoesäureester, 60 weitere Verbindungen, β-Caryophyllen, Gerbstoffe vom Catechin- und Gallocatechintyp, Procyanidine, Phenolcarbonsäuren wie Chlorogensäure, Kaffeesäure, p-Cumarsäure

- **Wirkung**

Beruhigend auf das Nervensystem, angstlösend, beseitigen innere Anspannung, einhüllend, beschützend, trostgebend, ausgleichend, harmonisierend, fördert die eigene Mitte, schlaffördernd, heilungsfördernd bei Neuralgien, leicht blutdrucksenkend, macht den Körper warm, schweißtreibend, aktivieren die Abwehrkräfte, vorbeugend bei Erkältungskrankheiten, hustenreizlindernd, schleimlösend, beruhigen gereizte Schleimhäute der Bronchien, fiebersenkend, krampflösend

Vor allem für Kinder sind die Lindenknospen wertvolle Heilmittel, da sie ihnen die Angst vor der Dunkelheit, vor Gespenstern oder vor bedrohenden und angstmachenden Situationen nehmen. Gleichzeitig wirken sie beruhigend auf hyperaktive Kinder und einschlaffördernd.

Die Lindenblätter wirken harntreibend.

- Blüten: Hustenreizlindernd, immunsystemstärkend, schweißtreibend, beruhigend, harmonisierend, wohltuend, krampflösend, leicht diaphoretisch
- Lindenholzkohle: reinigt, stärkt, kräftigt, blutreinigend, antiseptisch; „Möchte es doch, wo sonst keine Hoffnung mehr vorhanden ist, nicht unversucht bleiben. Es würde vielen Rettung bringen."
- Saft der mittleren Rinde: blutreinigend, heilt Entzündungen und Verbrennungen

- **Einsatzgebiete**
- Unruhe und Schlafprobleme, Angst, Erkältungen, entzündliche Darmerkrankungen (Lindenholzkohle), Magen-Darm-Probleme, Verschleimungen der Lunge, Luftröhre und Niere.

- Knospen: nervöse Gastritis, nervöse Erregungs-, und Spannungszustände, Neuralgien, Angstzustände, Schlaflosigkeit, hoher Blutdruck, Trauer, Depressionen, hyperaktive Kinder Blüten: Katarrhen der Atemwege, Erkältungen, Grippe, Unruhezustände, Schlafprobleme, Verschleimungen der Lunge, Luftröhre und Niere, Schwindel, Schlaganfall, geschwollene Füße, Bleichsucht, Blähungen, überschüssige Magensäure, Sodbrennen, Krampf-, Bluthusten, Störungen der Galle, Leberkrankheiten, nächtliche Schweißbildung, Brustschmerzen, Schwäche
- Die Rinde wird gegen Brand, Wunden, Gicht, Fieber und Kopfgrind verwendet.
- Der frische Saft einer Linde lässt Haare wachsen und wirkt gegen Haarausfall.
- Lindenholzkohle ist ein beliebtes Mittel gegen Blähungen, überschüssige Magensäure, Sodbrennen, Krampf- und Bluthusten, Störungen der Galle, Leber, Lunge, Fieber, nächtliche Schweiße, Brustschmerzen und Schwäche nach hektischen Fiebern, Kopfschmerzen, die von einer Kopfverschleimung und Stockschnupfen her kommen, sowie auch bei chronischer Nasenkatarrh, krampfartiges Erbrechen, starker Auswurf, Lungen- und Lebererkrankungen, Galleleiden, Halsentzündungen, Kraftlosigkeit und Erschöpfung nach hektischem Fieber, chronische Nasenkatarrh
- Samen: sehr ölhältig, kann zu einer Art Schokolade verarbeitet werden

- **Zubereitungen**
- Tee
- Tropfen
- Wein
- Badezusatz
- Lindenknospen aus der Gemmotherapie

Bei Nervosität, Angst oder Überreizung hilft auch gut vor dem Schlafengehen ein Lindenblüten-Bad oder Fußbad vielleicht in Kombination mit Grünem Hafer. Die Wärme hilft auch Kindern, sich zu beruhigen und zu entspannen.

6.6.6 **Ringelblume**

Calendula officinalis **L.**
Korbblütler

Die Ringelblume wird auch sonnige Allesheilerin in der Pflanzenwelt genannt. In der Traditionellen Europäischen Medizin heißt es, dass die Ringelblume auf allen Ebenen, also auf der körperlichen, psychischen und geistigen Ebene, Wunden heilt. Handelt es sich um eine Schnittwunde, Narbe auf der Haut oder einer Narbe auf der Seele – die Ringelblume wirkt heilend. Die beliebte Ringelblumensalbe ist ein traditionelles Hausmittel, das in vielen Gegenden heute noch hergestellt wird (◘ Abb. 6.44).

- **Vorkommen**
Europa, Orient

- **Verwendetet Pflanzenteile**
Blüten – *Calendulae flos*

Abb. 6.44 Ringelblumen

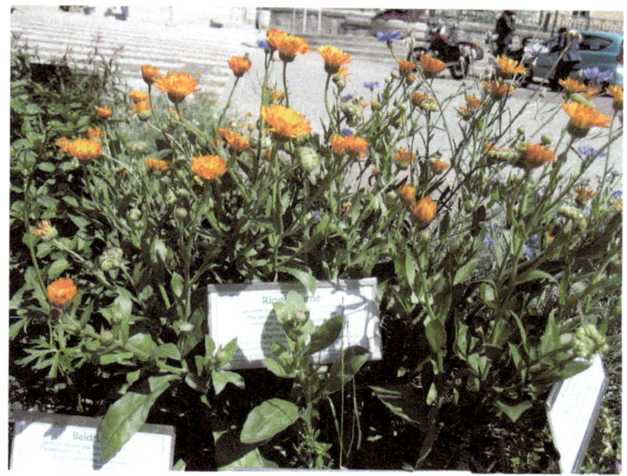

Die Blütenköpfe oder Zungenblüten werden von Juni bis September gepflückt, getrocknet und vor Licht geschützt aufbewahrt. 7 Teile frische Blüten ergeben 1 Teile getrocknete.

■ Inhaltsstoffe

Ätherisches Öl mit Sesquiterpenen wie α-Cadinol, T-Cadinol, α-, β-Jonon, β-Jonon-5,6-epoxid, Dihydroactinidiolid, Triterpensaponine, Saponoside A-F, Triterpenalkohole, Mono-, Di- und Triole frei oder verestert von Taraxacen-, Lupen-, Oleanen- und Ursen-Typus, Monole wie α-, β-Amyrin, Lupeol, Taraxasterol, Diole mit Faradiol und Arnidiolestern, Triole wie Heliantriole A, B, C, Sterine, Carotinoide mit Lutein und Zeaxanthin, Flavonoide mit Isorhamnetin-3-O-glucosid, -3-O-neo-hesperidosid, 3-O-2′-rhamnosylrutinosid, Quercetin, Narcissin, Cumarine wie Scopoletin, Umbelliferon, Aesculetin, Polysaccharide wie Rhamnoarabinogalactan- und Arabinogalactan-Struktur, Polyacetylene, phenolische Säuren, Bitterstoffe, Calendin, Loliolid, Alloaromadendrol, Epicubeol

■ Wirkung

heilt Wunden auf allen Ebenen, wohltuend, entzündungshemmend, wundheilend, fördert die Bildung von Granulationsgewebe, ödemhemmend, schmerzstillend, antibakteriell, antimikrobiell, fungizid, zytotoxisch, antitumoral, krampflösend, schweißtreibend

■ Einsatzgebiete

Wunden, Operationsnarben, Quetschungen, Furunkel, Ausschläge, Ödeme, Ulcus, Leber-Galle-Koliken, -Entzündungen, Gastritis, Magengeschwüre, Magen-Darm-Krämpfe, Magenverhärtung, stockender Monatsfluss, Entzündungen der Schleimhäute, eitrige Zustände, Magenblutungen durch Magengeschwüre, Magenkrebs, Krebs (Saft der Blütenblätter), auf Krebs hinweisendes Erbrechen, verhärtete Drüsen, Drüsenanschwellungen, tiefe, große, stark blutende Wunden, Geschwüre, alte Narben und Schäden, Augenverletzungen, Augenentzündungen, Triefaugen, Nervenleiden, Knochenauswüchse, Wunden und Narben im psychischen, seelischen Bereich, Schockzustände

- **Zubereitungen**
- Tee
- Tropfen
- Salbe, Öl, Bäder, Umschläge
- Homöopathische Zubereitungen

> **Ringelblumen Massageöl**
> - 10 Teile Ringelblumenblüten
> - 100 Teile Olivenöl oder Mandelöl
> - 14 Tage stehen lassen und danach durch Baumwolltuch abseihen

6.6.7 Zitterpappel

Populus tremulus

Weidengewächse

Der Name Zitterpappel (Abb. 6.45) sagt eigentlich schon sehr viel über die Eigenschaften und Wirkung dieses Baumes im psychischen Bereich aus. Innerliches Zittern, Zittern am ganzen Körper, Zittern vor Anspannung oder grundlose Angst zeigen die Grenzen der psychischen Belastung an. Auf körperlicher Ebene wurde die Pappel aufgrund ihrer Wirkstoffe bei Entzündungen von Blase, Prostata, Gelenken, Rheuma, Gicht, Arthritis, Mund-, Nase-, Hals- und Rachenraum eingesetzt, aber auch bei Furunkel oder Abszessen. Im psychischen Bereich hilft die Zitterpappel Menschen, sich ihren Ängsten zu stellen, wieder Vertrauen zu fassen und die innere Stärke wiederaufzubauen, um sich den Ängsten stellen zu können.

Die Zitterpappel wird in der Therapie von Dr. Bach, dem englischen Arzt, als *Aspen* bei unspezifischer Angst und innerem Zittern eingesetzt. Beschrieben werden die Reaktionen mit grundlose Gefühle von Angst und Gefahr, plötzlich auftretende Angstzustände beim Alleinsein oder wenn man unter Menschen ist, schutzlos und unbehaglich fühlen, Verfolgungsangst, Angst vor unsichtbarer Kraft, Alpträume, Angst vor der Angst, man möchte sich besser abschotten, Kinder wollen nicht alleine bleiben oder im

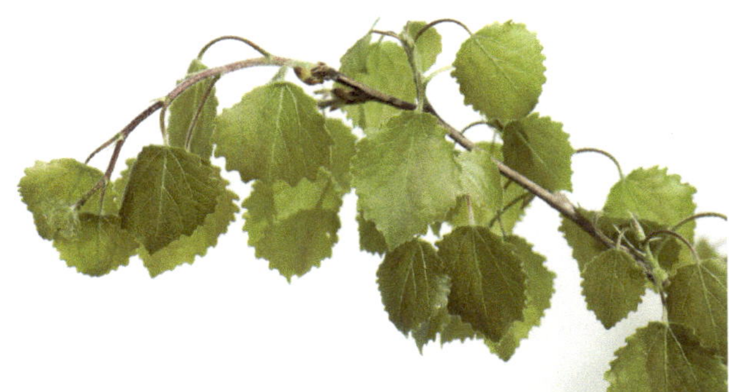

Abb. 6.45 Zitterpappel. (Copyright emer, Fotolia.com)

Dunkeln schlafen. Mithilfe von Aspen werden Ängste weniger und die innere Zuversicht gestärkt.

■ **Vorkommen**

Europa, Rußland

■ **Verwendete Pflanzenteile**

- Sprossen – *Populi gemmae*
- Rinde – *Populi cortex*
- Blätter – *Populi folium*

■ **Inhaltsstoffe**

Salicylate, Salicylalkoholderivate, Salicin, Populin, Salicortin, ätherisches Öl, Humulen, Caryophyllen, Chrysin, Tannine, Flavonoide

■ **Wirkung**

- Blüten: angstlösend, steigern Zuversicht
- Sprossen: juckreizstillend, beruhigend, entzündungshemmend, adstringierend, schmerzstillend
- Rinde: schmerzstillend, entzündungshemmend

■ **Einsatzgebiete**

Unerklärliche Ängste, inneres Zittern, Zukunftsängste, Wunden, Gelenksschmerzen, Gicht, Blasenbeschwerden, Entzündungen von Blase, Harnleiter, Prostata, Stirn-, Nebenhöhlen, Gelenken, Rheuma, Arthritis, Gicht

■ **Zubereitungen**

- Pappelsalbe
- Pappelzäpfchen
- Auszug aus Blüten

Herz-Nerven-System

© Springer-Verlag GmbH Deutschland, ein Teil von Springer Nature 2020
A. Riffel, *Heilpflanzen für Nerven, Psyche und Schlaf*,
https://doi.org/10.1007/978-3-662-60344-4_7

7.1 Heilpflanzen zur Stärkung der Lebenskraft

7.1.1 Herzgespann

***Leonurus cardiaca* L.**
Lippenblütler

Das Herzgespann (Abb. 7.1) wird in der Modernen Medizin praktisch kaum mehr angewandt. In der Traditionellen Europäischen Medizin ist sie jedoch bekannt seit dem Altertum. Schon die Gelehrten wie Dioskurides oder Theophrast nannten die Heilpflanze wegen seiner Wirkung auf das Herz „*Cardiaca*". Auch war es bekannt unter den Namen Herzgold, Herzheil, Herzkräutl, wildes Mutterkraut oder Löwenschwanzkraut. *Leonurus cardiaca*, Löwenkraft für das Herz, der Name sagt viel über seine Wirkkraft aus.

■ **Vorkommen**

Europa, Westasien, Nordafrika

■ **Verwendete Pflanzenteile**

Kraut – *Leonuri cardiacae herba*

■ **Inhaltsstoffe**

Iridoide wie Ajugol (Leonurid), Galiridosid, Ajugosid, Reptosid, Bittestoffe vom Diterpen-Typ wie Marrubiin, Leosibiricin und Leocardin und dessen 15-Methyl- und Ethylether, 19-Hydroxygaleopsin, 19-Acetoxypregaleopsin, Flavonoide wie Glykoside des Quercetins und Kämpferols, Stachydrin, Leonurin, Kaffeesäure-Derivate wie Lavandulifoliosid, Verbascosid, Triterpene wie Oleanol- und Ursolsäure, ätherisches Öl, Gerbstoffe

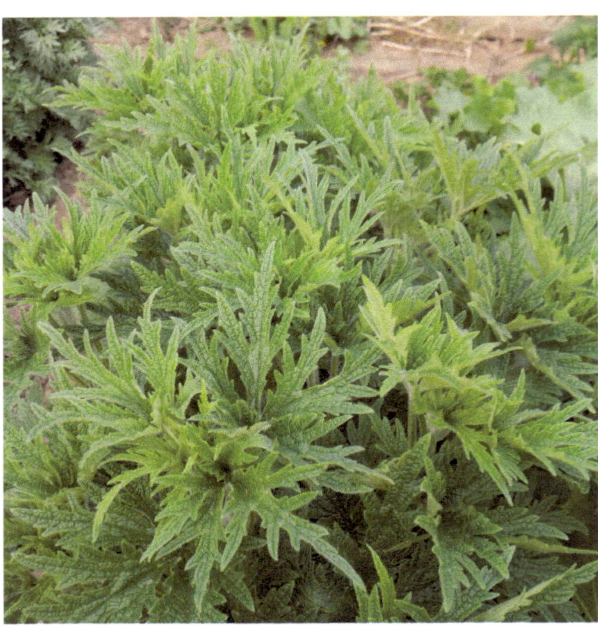

■ Abb. 7.1   Herzgespann

■ Wirkung

Im psychischen Bereich hilft das Herzgespann Menschen, die zuwenig Rücksicht auf sich selbst nehmen und zu wenig auf ihre Gesundheit achten, ihr Arbeitstempo, Stress und Selbstüberforderung besser einzuschätzen, zu reduzieren und ihren Lebensstil zu harmonisieren. Weiters Reduktion der Herzfrequenz, Verlängerung des PQ- und QT-Intervalls im EKG und der Schlafzeit, herzschützend, herzstärkend, Verminderung der Myokardschäden und ischämischen Gehirnläsionen, Erweiterung der peripheren Gefäße, Beruhigung des Zentralnervensystems, Verlangsamung des Herzrhythmus, wehenfördernd, entspannend, reinigt den Unterleib, fördert die Verdauung, eröffnend, treibt Stein und Harn, tötet die Würmer

■ Einsatzgebiete

Nervöse Herzbeschwerden (auch in Verbindung mit Schilddrüsenbeschwerden), Spannungsgefühle in Herz- und Brustgegend, chronisches Müdigkeitssyndrom, Burn out, Herzschwäche nach Fiebererkrankungen, vegetativ-funktionelle Herzbeschwerden, nervöse Anspannung, nervöses Herzklopfen, Tachykardie, Herz-Gefäßneurosen, Angina pectoris, Herzmuskelentzündung, Herzmuskelschwäche nach Infektionen, Kardialsklerose, Herzklopfen durch Blähungen, klimakterische Herzbeschwerden, unregelmäßiger Puls, Herzstolpern, Herzrasen, Extrasystolen, Herzschmerzen, Herzkrämpfe, Herzstechen, herzbedingte Beklemmungen und Angstgefühle, Herzbeschwerden in den Wechseljahren, PMS, innere Unruhe, Erschöpfungszustände mit Herzbeschwerden, Schilddrüsenüberfunktion, Stress, Muskel- und Körperverspannungen, Magenblähungen, Magenkrämpfe

■ Zubereitungen
- Tee
- Tropfen
- Tonika
- Tabletten

Tropfenmischung bei Herzstolpern und Herzrasen (auch von der Schilddrüse kommend)
- Herzgespann
- Melisse
- Passionsblume
- Veilchen
- Rosenblüten

7.1.2 Olivenbaum

Olea europaea L.
Ölbaumgewächs

Der Olivenbaum (■ Abb. 7.2) bzw. Ölbaum ist eines der wichtigsten und ältesten Gewächse im orientalischen und europäischen Kontinent. Seine Anwendung in Ernährung, Schönheit und Heilkunde reicht zurück bis in prähistorische Zeiten. Schon in bi-

▣ Abb. 7.2 Olivenbaum

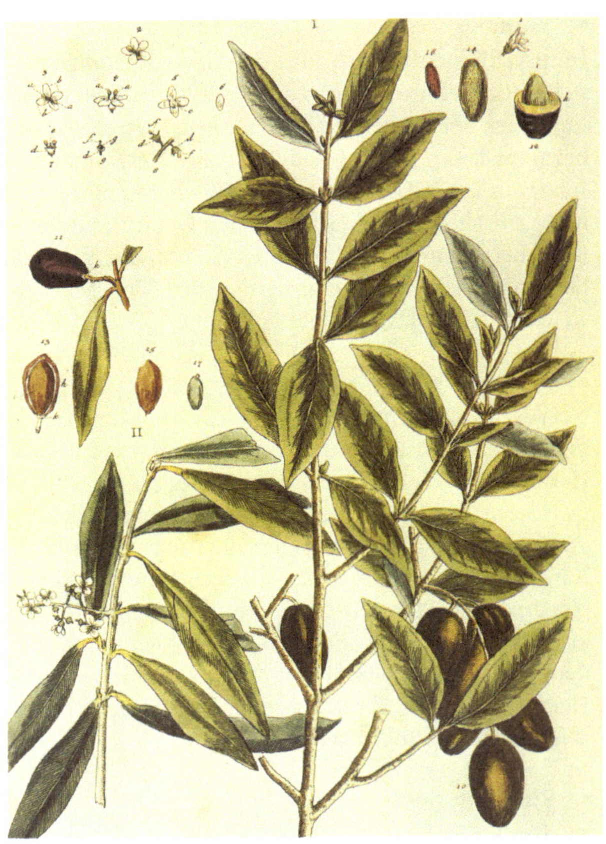

blischen Zeiten galt der Ölzweig als Zeichen des Friedens. Die Bäume beginnen im 7. Jahr zu fruchten, können bis zu 200 Jahre Früchte tragen und 1000 Jahre alt werden.

Man unterscheidet bis zu 40 Formen von Ölbäumen, hauptsächlich nach Form und Ölgehalt der Früchte. Die Bäume blühen im April und Mai in Südeuropa, im November beginnen die Früchte zu reifen und werden bis Ende Jänner geerntet.

Die Bach-Blüte Olive steht für das Prinzip Regeneration, Frieden und des wiederhergestellten Gleichgewichts. Es ist die Ruhe nach dem Sturm, wenn nach langer, harter körperlicher und psychischer Anforderung Körper, Geist, Seele und Energie erschöpft sind. Menschen, die immer wieder in diesen Zustand kommen, müssen lernen, mit ihrer Lebenskraft, ihrer Energie richtig umzugehen. Neben dem Nervensystem ist es auch ganz wichtig, auf den Körper hier zu horchen und zu achten, da lebenswichtige Energie damit blockiert wird. Veränderung des Sauerstoffanteils im Blut, eine verminderte Nierenfunktion, eine gestörte, vergiftete Darmflora können Folgen davon sein. Achten sollte man im Aufbau- und Regenerationsprozess auf viel Schlafen, Erholung an der frischen Luft und in der Natur, gute und kräftigende Nahrung, reichlich trinken.

▪ Vorkommen

Beheimatet im Orient, verbreitete sich der Ölbaum durch Verwildern und Kulturen sehr früh im ganzen Mittelmeerraum. Heute wächst der Baum weltweit.

- **Verwendete Pflanzenteile**
- Blätter – *Olivae folium*
- Rinde – *Olivae cortex*
- Blüten – *Olivae flos*
- Früchte – *Olivae fructus*
- Öl – *Oleum Olivae*
- Sprossen – *Olivae gemmae*

- **Inhaltsstoffe**

Glykoside, Harze, Phytosterine, Cholin, Flavonoide, Secoridoid wie Oleuropin (Blätter), Öl (Früchte)

- **Wirkung**
- Blätter – blutdruckregulierend, antiarrhythmisch, entzündungshemmend, blutzuckersenkend, beruhigend, entspannt die Herzkranzgefäße, schwach Ca-antagonistisch, verbessern die Nierenfunktion, fiebersenkend, adstringierend, antiseptisch, äußerlich fördern sie die Narbenheilung, schützen Blutgefäße, wirken heilend bei Hämorrhoiden
- Rinde – fiebersenkend
- Sprossen – stärkend, verbessern die Hirnleistung, blutreinigend, wirken regulierend auf Nervus vagus und das gesamte parasympathische System, blutdrucksenkend, blutdruckregulierend
- Öl – lindernd, erwärmend, erweichend, schmerzstillend, giftwidrig

- **Einsatzgebiete**
- Blätter: Bluthochdruck, nervöse Anspannungen, Diabetes, Verstopfung, äußerlich bei Abschürfungen, wundem Hals
- Sprossen: psychische und körperliche Schwächezustände, Müdigkeit, Herzschwäche, Arteriosklerose, Bluthochdruck, hohe Cholesterinwerte, Diabetes, festigt Bindegewebe, stärkt den Stoffwechsel
- Rinde: Koliken, Hämorrhoiden (Sitzbäder)
- Öl: schützt vor Arteriosklerose, Magengeschwüre, Magenschmerzen, Verdauungsbeschwerden, Leberbeschwerden, Öl mit Zitrone bei Gallensteinen, Salböl, Steinschmerzen, Gicht, Verbrennungen
- Blüten: die Bachblüte Olive wird eingesetzt bei Menschen, die große Anforderungen bewältigen müssen und körperlich und psychisch müde und ausgelaugt sind. Die Blüte wirkt stärkend und gibt neue Kraft und Energie. Der Signatur nach geht von den Olivenbäumen eine große Kraft aus. Die Bäume können gefällt werden und aus dem Baumstumpf werden immer wieder neue Bäume austreiben.

- **Zubereitungen**
- Tee
- Tropfen
- Massageöle, Salben, Salböle, Sitzbäder, Kosmetik
- Bach-Blüte
- Gemmomazerat

7.1.3 Wein

Vitis vinifera L.

Weingewächs

Der Weinstock gehört zu den ältesten Kulturpflanzen der Welt. Der Wein als Basis zur Herstellung von Extrakten, Heilweinen, wie man sie aus der Hildegard-Heilkunde kennt, oder für Tonika war er immer schon sehr beliebt. Daneben galt er früher als Stärkungsmittel für Menschen mit einer schwachen Konstitution, nach langer Krankheit oder bei schlechter Gefäßdurchblutung. Schon der griechische Arzt Hippokrates nutzte den Wein bei Verstimmungszuständen und als herz- und gefäßstärkendes Mittel. Heute ist vor allem das rote Weinlaub (◨ Abb. 7.3) zur Stärkung der Venen bekannt. In der Pharm. Germ. IV wird Vinum als „Das durch Gärung aus dem Saft der Weintrauben hergestellte Getränk, unverfälscht und von guter Beschaffenheit" beschrieben. Die Weinrebenblüte kennt man in der Bach-Blütentherapie als Vine. Vine ist verbunden mit Autorität und Durchsetzungskraft. Sie verleiht dem Menschen Führungseigenschaften, Willenskraft und Geistesgegenwart mit Weisheit ohne Härte, Kontrollwille und Machtausübung. Auch andere zu führen, damit sie ihren eigenen Weg finden. Vine-geprägte Menschen sind sehr fähig, selbstsicher und haben eine starke Ich-Kraft ohne Egoismus. Sie können ihre Führungseigenschaften in den Dienst einer größeren Aufgabe stellen.

■ **Verwendete Pflanzenteile**
- Blätter – *Vitis viniferae folium*
- Trauben
- Traubenkernöl

Klassifikation des Weins:
- Gewöhnlicher oder völlig vergorener Wein
- Zuckerarmer Wein
- Zuckerreicher Wein

◨ **Abb. 7.3**   Rotes Weinlaub

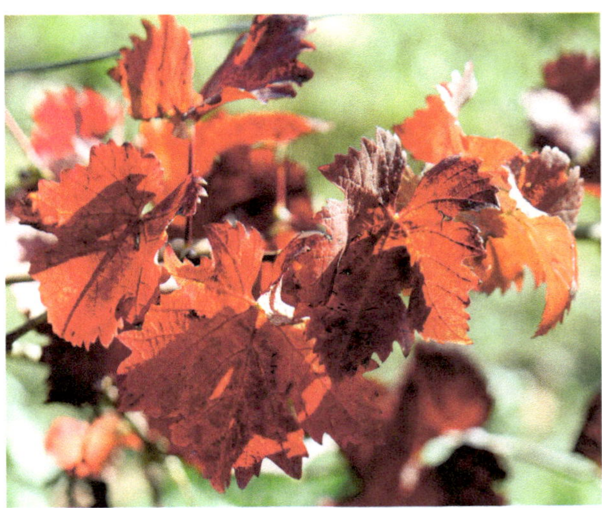

- Süsswein
- Südwein
- Ausbruchwein
- Gekochter Wein
- Likörwein
- Tresterwein
- Hefewein
- Rosinenwein
- Kunstwein
- Obstwein
- Cyder
- Schaumwein

In der Heilkunde oder in den Apotheken verwendete Weine waren meist:
- *Vinum album, Vinum generosum album*, Weisswein
- *Vinum rubrum*, Rotwein
- *Vinum Xerense*, Xeres, Sherry
- *Vinum achajense*
- *Vinum madeirense*, Madeira
- *Vinum malcense*, Malaga
- *Vinum marsalense*, Marsala
- *Vinum protense*, Portwein
- *Vinum tokayense*, Tokayer

Bis auf die Blätter ist der Weinstock wissenschaftlich-pharmazeutisch nicht gut untersucht.

7.1.4 Weißdorn

Crataegus officinalis L.
Rosengewächs

Der Weißdorn (◙ Abb. 7.4) ist heute eine der bekanntesten Herzpflanzen und wird auch in der Schulmedizin gerne empfohlen. Er gehört sicherlich zu den am besten pharmakologisch untersuchten Heilpflanzen.

Nicht zu verwechseln mit dem Rotdorn, der keine medizinische Bedeutung hat.

Bekannt ist er auch unter den Namen Hagedorn, Weißheckdorn, Hawthorn oder Whitethorn. Die Wander- und Zauberstäbe der frühen keltischen Druiden waren aus Weißdorn-Holz. Sie sollten Ausdauer verleihen, da das Holz mehr als andere Hölzer zu erden vermag. Weißdornzweige wurden an Türen gehängt, um böse Geister fernzuhalten. Lange Zeit war er auch ein Symbol für die Hoffnung.

Im Mittelalter war der Weißdorn Bestandteil vieler Lebenselixiere, die die Lebenskraft stärken sollten. Die Kraft also, die wir in unserem Leben brauchen und diese sitzt in unserem Herzen. Besonders heute ist es wieder wichtig, auf unser Herz und unsere Kraft im Leben zu achten. Es befindet sich heute oft in Alarmbereitschaft. Herz ist das bedeutungsreichste menschliche Urwort und ist Sitz von Ich-Bewusstsein, Strahlkraft,

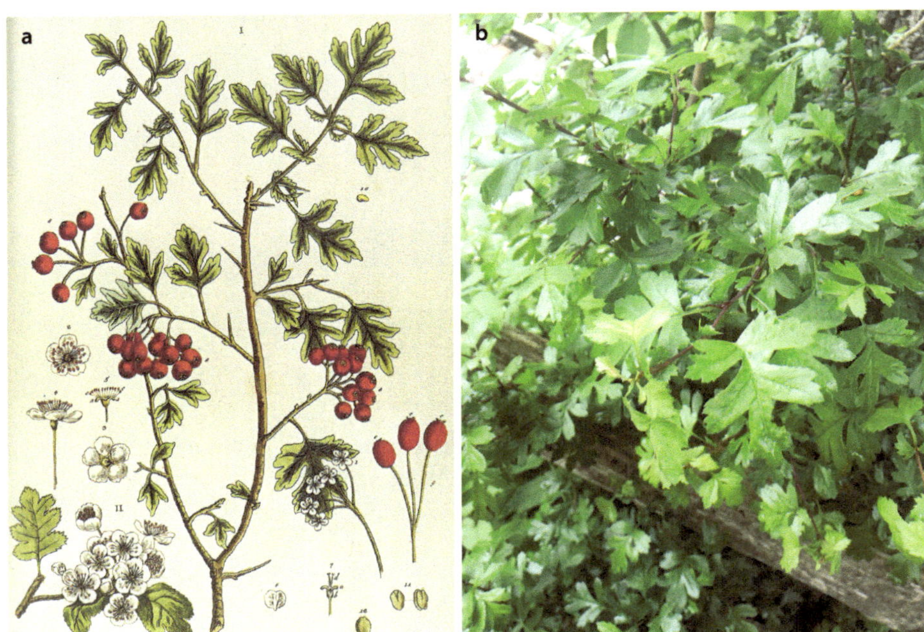

Abb. 7.4   a, b Weißdorn

Ausdruckskraft, Mut und Selbstbewusstsein. Mit meinem Herzen identifiziere ich mich, aus meinem Herzen heraus entscheide ich, was für mich und mein Leben gut ist. Mit meinem Herzen liebe ich, im Herzen bin ich traurig, mit dem Herzen nehm ich Abschied. Es ist der Sitz unserer Gefühle. Heilkundige wussten um die Bedeutung des Herzens und empfahlen ein Mal im Jahr ab dem 30. Lebensjahr eine Herzkur zu machen, um genau diese Kraft zu stärken. Durch unsere fordernde Zeit heute mit Stress, Anspannungen, innerer Unruhe und Schlafproblemen reichen Heilpflanzen für Nervensystem, Psyche und Geist oft nicht aus. Der Weißdorn gilt als Tonisierungs- und Stärkungsmittel nach längerer Krankheit, stressbedingten Erschöpfungen, für alle, die sich müde fühlen, denen es an Spannkraft fehlt, die schlecht schlafen, schwer atmen, zu Schwindelanfällen, Herzklopfen, Angstgefühle, Nervosität und Ohrensausen neigen, all jene, die Arteriosklerose und Gefahren von zu hohem Cholesterin vorbeugen möchten. Hier können stärkende Herzpflanzen aufbauend und kräftigend wirken. Die Zeit, das Herz kurmäßig zu stärken, ist besonders die Sommerzeit, die Sonnenzeit, aber auch jede andere Zeit im Jahr, wenn es notwendig ist.

Aus der Volksmedizin ist der Herzschnaps oder Herzwein bekannt.

Obwohl er vorwiegend als Strauch zu finden ist, kann er auch ein bis zu 18 m hoher Baum werden. Die ältesten Exemplare sollen nahezu 600 Jahre alt sein.

■ Stammpflanzen

- *Crataegus laevigata* (POIR.)DC (Zweigriffliger Weißdorn)
- *Crataegus monogyna* JACQ. (Eingriffliger Weißdorn)
- *Crataegus pentagyna* WALDST. et KIT. ex WILLD. (Fünfgriffliger Weißdorn)

- *Crataegus nigra* WALDST. et KIT. (Dunkler Weißdorn)
- *Crataegus azarolus* L. (Italienische Mispel)

Vorkommen

- *Crataegus laevigata* und *C. monogyna* – in ganz Europa vor
- *Crataegus pentagyna* – auf der Balkanhalbinsel
- *Crataegus azarolus* – östlicher Mittelmeerraum
- *Crataegus nigra* – Ungarn, Slowenien, Bosnien-Herzegowina

Inhaltsstoffe

Oligomere Procyanidine wie 4,8- bzw. 4,6-verknüpfte, dimere, trimere bis hexamere Flavan-3-ole, v. a. Catechin bzw. Epicatechin, Flavonoide (bes. in den Blüten), Hyperosid, Rutosid, Glykosylflavone wie Vitexin, Quercetin, Kämpferol, Glycosid Oxyacanthin, Polysaccharide, Triterpene, biogene Amine, Sterole, Aminopurine, Phenolcarbonsäuren, Crataegussäure

Wichtig für die Wirkung sind vorallem die Flavonoide (myokardialer Stoffwechsel) und Procyanidine (koronarer Durchfluß).

Verwendete Pflanzenteile

- Blätter – *Crataegi folium*
- Blüten – *Crataegi flos*
- Früchte – *Crataegi fructus*

Wirkung

Herzstärkend, aufbauend, kräftigend, Lebenskraft stärkend, unterstützt den Lebensrhythmus, Zunahme des Durchblutung der Herzkranzgefäße und des Herzmuskels, Entspannung der Herzkranzgefäße, Verbesserung der Schlagkraft des Herzmuskels, beeinflusst den Energiestoffwechsel positiv, herzrhythmusregulierende Wirkung bei bestimmten Formen der elektrischen Instabilität des Herzens, Erhöhung der Toleranz des Herzmuskels gegenüber Sauerstoffmangel, Steigerung des Herzzeitvolumens, Senkung des peripheren Gefäßwiderstands (Messgröße der Nachlast), Steigerung der Herzleistung, herzschützend, Blutdruck und Kreislauf stärkend, Erhöhung der Arbeitstoleranz des Herzens, Nachlassen von Druck und Beklemmungsgefühlen in der Herzgegend, Verringerung der Wandspannung bei arteriosklerotisch veränderten Gefäßen, gefäßerweiternd

Einsatzgebiete

Tonisierungs- und Stärkungsmittel nach längerer Krankheit, stressbedingten Erschöpfungen, für alle, die sich müde fühlen, denen es an Spannkraft fehlt, die schlecht schlafen, schwer atmen, zu Schwindelanfällen neigen, Herzklopfen, Angstgefühle, Nervosität, Druckgefühl in der Brust, Luft wegbleiben, Herz verkrampft sich, Gefühl der Ohnmacht und Ohrensausen neigen, all jene, die Arteriosklerose und Gefahren von zu hohem Cholesterin vorbeugen möchten. Universelles Herzmittel bei funktionellen, organischen und degenerativen Erkrankungen des Herzens, der auch vorbeugend eingesetzt werden kann. Er ist sicherlich das Herzmittel der ersten Wahl bei Altersherz, wenn die Leistungsfähigkeit nachlässt, ein leicht gesteigerter Blutdruck, Angina pectoris und

Rhythmusstörungen auftreten. Befindlichkeitsstörungen mit Angst, Engegefühl und nachts ausgeprägte Atemnot (Asthma cardiale) werden gelindert.

Weitere Einsatzgebiete sind Kardiomyopathien, Herzinsuffizienz, Angina pectoris, Herzschwäche, Müdigkeits- und Erschöpfungssymptome, vegetative Herzbeschwerden, Kreislaufbeschwerden, Extrasystolen, Herzrhythmusstörungen, Störungen des Blutdrucks

- **Zubereitungen**
- Tee
- Tropfen
- Tonika
- Dragees, Tabletten

Herzstärkende Mischung
Weißdorn

Melisse

Passionsblume

Ginkgo

Balsamkraut

Rosenblüten

Der bekannte Naturheilarzt Maurice Mességué empfahl bei Krämpfen, Kreislaufstörungen, Angina pectoris, Herzjagen oder Lungenödem Hand-, Fußbäder oder Kompressen in der Herzgegend aus Weißdornblüten.

Zubereitung: 10–20 Prisen Blütenkronen pro Liter Wasser – 2 Bäder oder Kompressen täglich

Die homöopathische Zubereitung *Crataegus* wird bei myasthenischem Altersherz, Präinsuffizienz, essenzielle und arteriosklerotische Hypertonie, Koronarinsuffizienz, Intervallmittel zur Dämpfung der Angina pectoris, postinfektiöse und fokaltoxische Herzmuskelschädigung, zur Sensibilisierung des Herzmuskels gegenüber den Digitalisglykosiden, besonders bei glykosidrefraktären Zuständen oder bei Glykosidgewöhnung, zentrales Beruhigungsmittel, Gefäßverkalkungen eingesetzt.

Symptome sind Herzklopfen, Herzunruhe, Kopfschmerzen, Schlaflosigkeit, Schwindel, Kurzatmigkeit als Zeichen der Präinsuffizienz bei Gefäßverkalkungen im späteren Lebensalter, Normalisierende Wirkung auf Hypo- und Hypertonus, leichte Stenokardien.

Magen-Nerven-System

© Springer-Verlag GmbH Deutschland, ein Teil von Springer Nature 2020
A. Riffel, *Heilpflanzen für Nerven, Psyche und Schlaf*,
https://doi.org/10.1007/978-3-662-60344-4_8

8.1 Heilpflanzen für Magen und Darm

Belastungen, Sorgen, Kummer und Stress spüren wir körperlich am schnellsten über unser Magennervensystem. Aussprüche wie „Da wird mir ganz schlecht", „Wenn ich nur daran denke, bekomme ich Bauchschmerzen" oder keinen Hunger und Appetit mehr, das Essens schmeckt nicht mehr, unspezifische Bauchschmerzen bei Kindern morgens vor der Schule oder einer Prüfung, Erwachsene mit Bauchkrämpfen oder Durchfall vor Terminen, Reizzustände von Magen und Darm bis hin zu Übelkeit und Erbrechen können Hinweise darauf sein, dass das Magen-Nervensystem belastet ist. Hält der Stress an, können sich Gastritis bis hin zu Magengeschwüren entwickeln. Helfen können hier gut Heilpflanzen wie Fenchel, Kamille, Melisse, Eibischwurzel, Käsepappel oder Kümmel.

8.1.1 Feigenbaum

Ficus carica
Maulbeergewächs
Die Anwendung als Heilpflanze (siehe auch ▶ Abschn. 6.4.8, ◘ Abb. 6.42) wird schon im Alten Testament beschrieben.

■ **Vorkommen**
— Mittelmeerraum
— Bevorzugt sonnige, geschützte Standorte

■ **Verwendete Pflanzenteile**
— Frucht – *Ficus fructus*
— Knospen – *Ficus gemmae*

■ **Inhaltsstoffe**
Frucht: Invertzucker, Pektin, Vitamine, Fruchtsäuren, Enzyme, Schleime

■ **Wirkung**
— Früchte: verdauungsfördernd, basisch, stärkend, energiegebend
— Knospen: magenschützend, entzündungshemmend, entgiftend, angstlösend, antidepressiv

■ **Einsatzgebiete**
Akuten Entzündungen, Magenbrennen, Magenschmerzen, Magenschleimhautentzündung, Magengeschwür, Reizmagen, Zwölffingerdarmgeschwür, Zwangs- und Angstneurosen, psychosomatische Beschwerden

■ **Zubereitungen**
— Getrocknete und frische Früchte
— Feigenknospen als Gemmopräparat

8.1.2 **Fenchel**

Foeniculum vulgare MILLER ssp. *vulgare* var. *vulgare* (MILLER)THELLUNG – Bitterfenchel
   Foeniculum vulgare MILLER ssp. *vulgare* var. *dulce* (MILLER)THELLUNG – Süßer Fenchel
   Doldenblütler
Der Fenchel (Abb. 8.1) ist auch unter dem Namen Gewürzfenchel bekannt. Bitterfenchel ist vom Geschmack aromatisch, würzig bitter-süß und intensiver, der Süße Fenchel milder und süßer. Vom Fenchel werden nicht nur die Früchte verwendet, sondern auch das Gemüse, das sehr bekömmlich bei Magenbeschwerden ist. Medizinisch verwendet wird vor allem der Bittere Fenchel.

- **Vorkommen**
Beheimatet in Europa, wird der Fenchel heute auf der ganzen Welt kultiviert

- **Verwendete Pflanzenteile**
Früchte – *Foeniculi amari fructus, Foeniculi dulcis fructus*

- **Inhaltsstoffe**
- Bitterer Fenchel: ätherisches Öl mit *trans*-Anethol, Fenchon, Estragol, Monoterpene wie α-Pinen, Limonen, *cis*-Ocimen, Anisaldehyd, Piperitenonoxid, Methyleugenol, γ-Asaron, fettes Öl mit Petroselinsäure, Proteine, Flavonoide, Phenolcarbonsäurederivate, Cumarine wie Scopoletin und Furanocumarine wie Bergapten, Psoralen

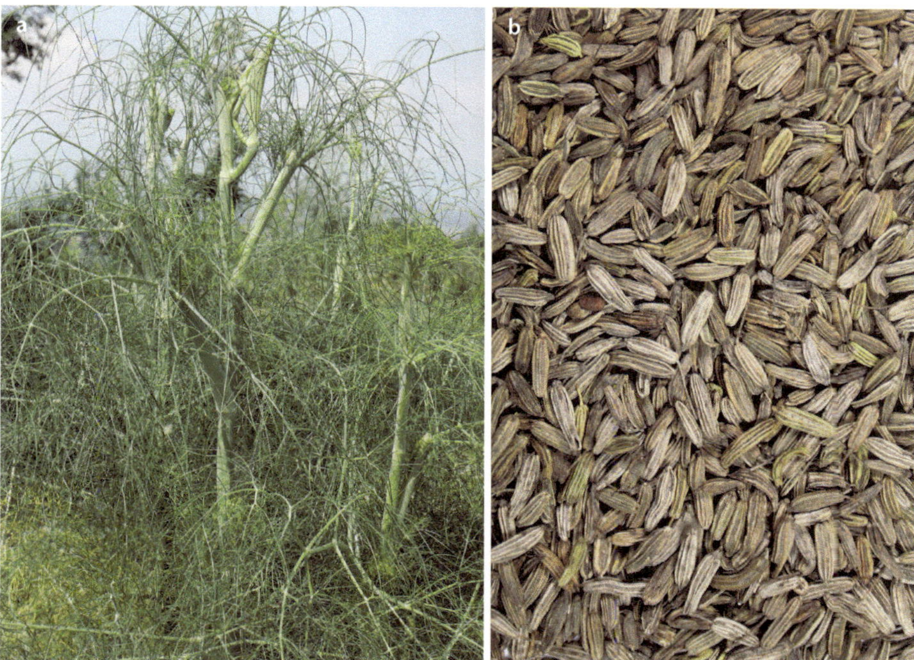

Abb. 8.1   **a** Fenchel, **b** Fenchelfrüchte

— Süßer Fenchel: ätherisches Öl mit *trans*-Anethol, Fenchon, Estragol, Monoterpene, fettes Öl, Proteine, Kohlenhydrate, organische Säuren, Flavonoide, Cumarine, Furanocumarine

■ Wirkung

Magenstärkend, magennervenberuhigend, krampflösend, entblähend, motilitätsfördernd auf Darmmuskulatur, schleimbewegend, auswurffördernd, antiseptisches Hustenmittel, milchflussfördernd, antimikrobiell, antioxidativ, befördert die Verdauung

■ Einsatzgebiete

Magen-Darm-Krämpfe, nervöse Verdauungsstörungen, nervöse Blähungen, leichte Verstopfung, zu wenig Milch beim Stillen, Hämorrhoidenbeschwerden, Kolik, Verschleimungen des Magens, Magenschwäche (mit Anis und Kalmus gemischt), Husten, Katarrhen

Für Kräuterpfarrer Kneipp ist der Fenchel gut für Brust, Lunge, Leber, Magen, Nieren, Hals und Augen, Asthma, Influenza, Kolik, Cholera. Er erwärmt den Magen.

■ Zubereitungen

— Tee: leichter Fencheltee mit Kandiszucker vertreibt Säure, Leibschmerzen und Krämpfe
— Blähungssalben mit ätherischem Fenchel-, Kümmel- und Majoranöl
— Fenchel-Honig bei Husten
— Fenchel-Sirup bei Husten

Sirupus Foeniculi: Fenchelsirup
— 15 Teile Fencheltinktur
— 85 Teile Zuckersirup

Fenchelhonig-Extrakt

- Olei Foeniculi	gtt V
- Spiritus	5,0
- Glycerini	2,5
- Mellis depurati	250,0
- Sirupi simplicis	500,0

> *Species placantes*: **Kinderberuhigungstee (Wiener Vorschr.)**
>
> - Fructuum Foeniculi
>
> - Florum Chamomillae   aa 100,0
>
> - Radicis Althaeae
>
> - Radicis Liquiritiae
>
> - Rhizom. Graminis   aa 200,0

Fenchel-Tabletten, Fenchel-Wein der Hildegard von Bingen

Bei Durchblutungsstörungen, Atemgeruch bei schlechter Verdauung, Blähungen, Sodbrennen, Verstopfung, Übersäuerung, Durchblutungsstörungen

Der Fenchel ist das beste Magenschutzmittel in der Hildegard Medizin.

Anwendung bei Durchblutungsstörungen: mehrmals täglich 1 Tablette auf der Zunge zergehen lassen

Anwendung bei Magenbeschwerden: 3–5 Tabletten vor jedem Essen kauen oder bei Bedarf

Fenchel-Mischpulver der Hildegard von Bingen

Besteht aus Fenchel, Galgant, Habichtskraut, Diptam

Universalmittel für die Gesundheit, zur Regeneration, in der Rekonvaleszenz

Pulver in Suppen oder Saucen einrühren, über den Salat oder auf Brote aufstreuen

Als Gewürz zum Kochen verwenden

8.1.3 Kamille

Matricaria chamomilla **L.**
Korbblütlern

■ **Vorkommen**

Sie kommt in Mitteleuropa wild vor auf Feldwegen, Äcker oder in Gärten.

■ **Verwendete Pflanzenteile**

Blütenköpfe – *Matricariae flos*

Die Blütenköpfe (siehe auch ▶ Abschn. 6.1.2, ◘ Abb. 6.2) werden von den vom Mai bis August blühenden Pflanzen bei trockenem Wetter möglichst kurzstielig gepflückt, ohne Verzug in dünner Schicht auf einem luftigen Trockenboden aufgestreut und, sobald sie genügend trocken sind, in dicht schließende Gefäße gefüllt. 5 Teile frische Kamille geben 1 Teil getrocknete.

Der beste Zeitpunkt zum Einsammeln der Blütenköpfe ist der 3.–5. Tag nach Aufblühen. Die Blüten sollten nicht über 45 Grad, am besten auf einem luftigen Dachboden, getrocknet werden.

■ Inhaltsstoffe

Ätherisches Öl mit Bisabolol, Farnesen, Chamazulen, Matricin, Guaian-Derivate Spathulenol, Chamaviolin, Guaianolide wie Matricarin, Desacetylmatricarin, über 30 Flavonoide wie Apigenin, Apigenin-7-O-Glucosid, Quercetin, Chryseriol, Lutein, Patuletin, Rutin, Hyperosid, Comosiin, Cumarine wie Umbelliferon, Herniarin, Aesculetin, Cumarin, Scopoletin, Isoscopoletin, Anissäure, Kaffeesäure, Vanillinsäure, Syringasäure, Schleim wie Fructan vom Inulin-Typ und weitere Inhaltsstoffe

■ Wirkung

Entzündungshemmend, krampflösend, magennervenstärkend, magennervenberuhigend, schmerzstillend, gegen Blähungen, beruhigend, desinfizierend, bakteriostatisch (Kamillentee bei Infektionskrankheiten), fungistatisch, nervenstärkend

Die meisten Inhaltsstoffe finden sich in alkoholischen Auszügen, in der Teeform wurden nur 15 % festgestellt. Das Destillat des ätherischen Öls beinhaltet Bisabolol, das antiseptisch, ulcusprotektiv und ulcuskurativ wirkt. Die Flavonoide sind v. a. krampflösend, in Teeform und alkoholischen Auszügen und erreichen 30–50 % der Wirkung von Papaverin.

■ Einsatzgebiete

Klinisch wird die Kamille gerne bei akuter Gastritis eingesetzt. Daneben bei Haut-, Schleimhautentzündungen, gestörte Verdauung wegen Zorn, psychisch bedingte Magenkrämpfe mit Druck aufs Herz, kurzer Atem, leeres saures Aufstoßen, Übelkeit, Brechreiz, Spannung im Unterleib, bitterer und saurer Geschmack im Mund, Appetitlosigkeit, nervöser Durchfall, Bauchweh der Kinder, als leichtes Beruhigungs- und Schlafmittel, Beschwerden der Mundhöhle, Zahnfleisch, entzündliche Erkrankungen des Nieren-Blasen-, Magen-Darm-Trakts, Krämpfen, Blähungen, rheumatische, ziehende Gliederschmerzen, aufgeregte Nerven, Nervenleiden, Schreckhaftigkeit, Brust- und Halskrämpfe bei Angst und Schreck, Zahnschmerzen nach Essen und Trinken, rheumatisch-ziehend-reißende Gliederschmerzen, vorallem in den Gelenken, nachts schlechter, mit Hitze und Durst verbunden, Brust-Hals-Krämpfe, Schreckhaftigkeit, gestörte Verdauung wenn Zorn die Ursache ist, Magenkrämpfe verbunden mit Druckgefühl im Magenbereich ausstrahlend in den Herzbereich, kurzer Atem, leeres, saures Aufstoßen mit Erhöhung der Schmerzen oder auch Übelkeit, Brechreiz, Spannungen im Unterleib, bitterer oder schleimig-saurer Geschmack, Appetitlosigkeit, Koliken und Blähungen mit aufgetriebenem Bauch, nächtliche Durchfälle, schneidende Leibschmerzen, Menstruationskrämpfe, schlechte Leber, Steinbeschwerden

■ Zubereitungen

Der Kamillen-Tee ist ein Heiltee. Die übliche Dosierung liegt bei 3× täglich 1 Tasse.

Als Tropfen werden 20 Tropfen in ein kleines Glas Wasser empfohlen.

Kamillenkur

Sehr beliebt bei Gastritis ist die Kamillenkur – 3 × 1 Tasse täglich trinken, am besten auf leeren Magen morgens vor dem Frühstück, letzte Tasse am Abend vor dem Schlafengehen

Kamillenrollkur

2 Tassen frühmorgens trinken und dann jeweils 5 min auf dem Rücken, auf der linken Seite, auf dem Bauch und auf der rechten Seite liegen.

Bei akuten Koliken: 2 Tassen in kurzen Abständen von 20–30 min nacheinander trinken, zusätzlich die Rollkur machen.

Bäder oder feuchte Umschläge werden bei Wunden empfohlen und Dampfbäder bei chronischem Schnupfen oder Nebenhöhlenentzündungen.

Dampfbad

1 kleine Handvoll Kamillenblüten mit 1 Liter kochendem Wasser übergießen – 5–10 min einatmen

Chamomilla in der Homöopathie wird bei nervöser Schlaflosigkeit, Kopf- und Gesichtsneuralgien, Muskelrheumatismus, Blähungskoliken, nächtlichem Reizhusten und zerrüttetem Nervensystem eingesetzt. Besonders beliebt sind die Chamomilla-Globuli in der Kinderheilkunde bei Müttern, deren Babys starke Koliken haben oder bei Bauchweh von Kindern ohne Ursache.

Nervöse Überempfindlichkeit, Ungeduld, ärgerliche Gereiztheit, Schmerzüberempfindlichkeit mit innerer Unruhe, Dysmenorrhoe.

Oleum carminativum: Kolik-Öl

- Olei Chamomillae infusi	20,0
- Olei Carvi	
- Olei Cumini	
- Olei Foeniculi	aa gtt. X
- Olei Menthae piperitae	1,2

Innerlich 15–20 Tropfen, als Einreibung für den Bauchbereich

8.1.4 Melisse

Siehe ▶ Abschn. 5.1.4, ◘ Abb. 5.6

8.1.5 Pfingstrosen

Paeonia officinalis L. emend. WILLD.

Pfingstrosengewächs

In der Traditionellen Europäischen Medizin spielt die Pfingstrose (◘ Abb. 8.2), auch Gichtrose genannt, eine sehr untergeordnete Rolle im Gegensatz zur Chinesischen Medizin. Hildegard von Bingen ist eine der wenigen, die mit der Pfingstrose ein eigenes Heilmittel empfohlen hat, nämlich den Pfingstrosenwein bei Blähungen, chronischer Gastritis und Dyspepsie. Daneben wirkt sie stark auf das Gehirn und ist gut gegen Kopfleiden.

◼ Abb. 8.2   Pfingstrose

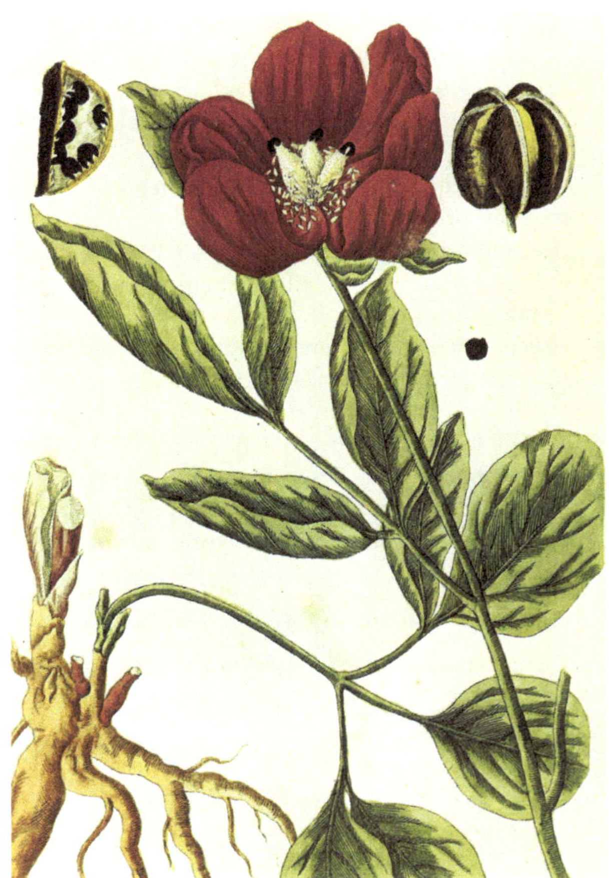

◼ Vorkommen

Südeuropa, Kleinasien

◼ Verwendete Pflanzenteile

- Blüten – *Paeoniae flos*
- Wurzel – *Paeoniae radix*

◼ Inhaltsstoffe

Blüten: Anthocyane wie Paeonin, Flavonoide, Gerbstoffe wie Gallotannine

◼ Wirkung

Die Wirkung der Blüten und Wurzeln ist in der Traditionellen Europäischen Medizin nicht hinreichend belegt.

- **Einsatzgebiete**
- Blüten: Gastritis, Haut-, Schleimhauterkrankungen, Hämorroiden, Gicht, Rheuma, Beschwerden der Atemwege, nervöse Unruhezustände, Herzbeschwerden, Krämpfe, Stein
- Wurzeln: Krämpfe, Rheuma, Beschwerden im Magen-Darm-Bereich, des Herzens, der Blutgefäße, Neurasthenie, Neuralgien, Migräne, Gicht, Asthma, verstopfte Leber und Nieren, Kinderkrämpfe, Zahnen bei Kindern, schwere Träume, Albträume, nervöse Schwäche, stockende Katamanien

- **Zubereitungen**

Blüten sind Bestandteil von Teemischungen

Pfingstrosen-Wein der Hildegard von Bingen

Bei Blähungen, Dyspepsie, chronischer Gastritis

Anwendung: Das Elixier erwärmen mit 1 Messerspitze Galgantpulver oder Bertrampulver und 1 Messerspitze Pfefferpulver versetzen – 5 Tage lang 1 Likörglas vor dem Essen warm trinken

8.1.6 Ringelblume

Calendula officinalis L.
Korbblütler
Siehe ▶ Abschn. 6.6.6, ◘ Abb. 6.44

- **Wirkung**

Entzündungshemmend, krampflösend, heilend, schmerzstillend, wundheilend, fördert die Bildung von Granulationsgewebe, ödemhemmend, schmerzstillend, antibakteriell, antimikrobiell, fungizid, zytotoxisch, antitumoral

- **Einsatzgebiete**

Gereizte und entzündete Magenschleimhaut, Magenkrämpfe, nervöse Magenkrämpfe, Magengeschwüre, Reflux, Magenverhärtung, Magenblutungen durch Magengeschwüre, Wunden, Operationsnarben, Quetschungen, Furunkel, Ausschläge, Ödeme, Ulcus, Leber-Galle-Koliken, -Entzündungen, stockender Monatsfluss, Entzündungen der Schleimhäute, eitrige Zustände, verhärtete Drüsen, Drüsenanschwellungen, tiefe, große, stark blutende Wunden, Geschwüre, alte Narben und Schäden, Augenverletzungen, Augenentzündungen, Triefaugen, Nervenleiden, Wunden und Narben im psychischen, seelischen Bereich, Schockzustände

- **Zubereitungen**
- Tee
- Tropfen
- Salbe, Öl, Bäder, Umschläge
- Homöopathische Zubereitungen

8.1.7 Eibisch

Althaea officinalis **L.**
  Malvengewächs

- Der Eibisch (Abb. 8.3) ist ein Malvengewächs mit großen, rötlich-weißen Blüten. Er wird bis zu 1 m hoch und besitzt drei- bis fünflappige, beiderseits samtig filzige Blätter.
- Die Blätter werden auch Altheeblätter, Attigkraut, Hilfkraut, Kinderbettthee, Sammetpappel, Stockwurzkraut oder Wildes Pappelkraut genannt.
- Die Wurzel ist auch unter den Namen Fliesskrautwurzel, Gilfwurz, Heilwurz, Hilfswurz, Sammtpappelwurzel, Schleimthee, weiße Süssholzwurzel oder wilde Malvenwurzel bekannt.

■ **Vorkommen**

Er wächst in Mitteleuropa wild und bevorzugt Wiesen mit salzhaltigen Böden.

■ **Verwendete Pflanzenteile**

- Blätter – *Althaeae folium, Bismalvae herba, Hisbisci herba, Malvae visci herba*
- Blüten – *Althaeae flos*
- Wurzeln – *Althaeae radix, Hibisci radix, Bismalvae radix, Malvae visci radix*

Aufgrund der Schleimstoffe muss man die Blätter und Wurzeln sehr rasch an der Luft im Schatten oder unter Wärme trocknen, da sich sonst Keime und Bakterien ansiedeln können. Die Droge wird dann fleckig, riecht muffig und kann nicht mehr verwendet werden.

Die Blätter werden im Sommer von der blühenden Pflanze gesammelt. 8 Teile frische Blätter ergeben 1 Teil getrocknete.

Die Wurzel wird im Frühling oder Herbst vor der Blütenausbildung geerntet. Aus 5 Teilen frischer Wurzel erhält man 1 Teil geschälte und getrocknete. Zum Schneiden eignet sich am besten die im Spätherbst gesammelte Wurzel aufgrund ihres hohen Schleimgehalts.

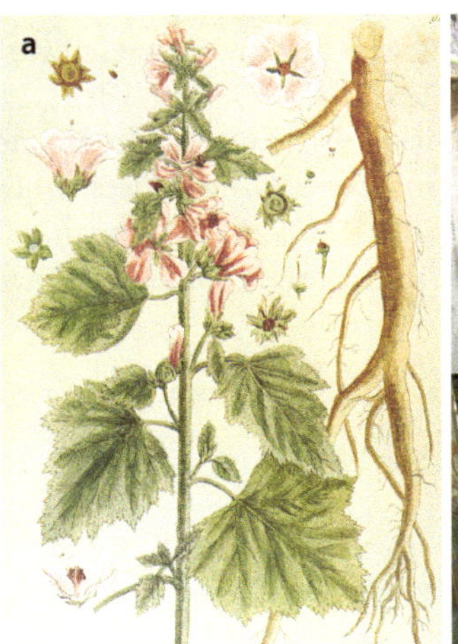
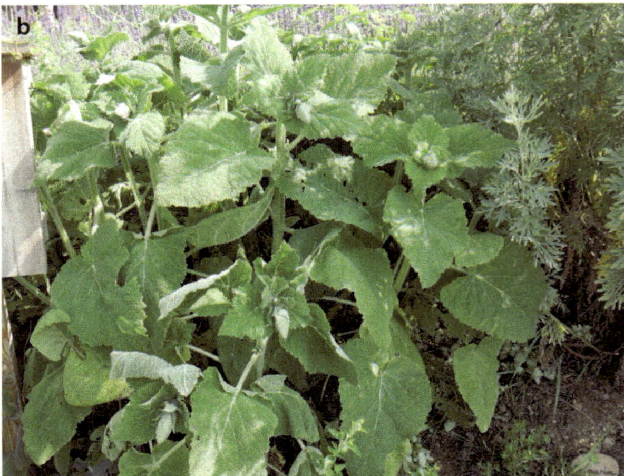

■ **Abb. 8.3**   **a, b** Eibisch

▪ Inhaltsstoffe

Blatt, Blüten: Schleimstoffe aus verschiedenen Polysacchariden v. a. Galacturonorhamnanen, Arabinogalactane, Glucane, Flavonoide wie Tilirosid, Hypolaetin-8-gentiobiosid, Luteolinderivate

Wurzel: Schleimstoffe aus Polysacchariden wie Rhamnogalacturonan und α-Glucan, Stärke, Pektin, Flavonoide, Flavonoidsulfate, phenolische Carbonsäuren, Scopoletin, Aminosäuren, Rohrzucker, Mineralstoffe

▪ Wirkung

Reizlindernd, entzündungshemmend, heilend, befeuchtend, einhüllend, lindernd, erweichend, heilt hitzige Geschwüre

Der Schleim bildet eine schützende Schicht um die gereizten Schleimhäute und beruhigt diese. Entzündungen können darunter schneller abheilen. Dies gilt auch für noch nicht verheilte Wunden.

▪ Einsatzgebiete

Magen-Darm-Entzündungen, akute und chronische Gastritis, Magengeschwüre, Reflux, Wunden, Durchfall, Kolik, Ruhr, Reizhusten, Erkältungshusten, entzündliche Katarrhe im Rachen-, Bronchienbereich, Harnzwang, Schmerzen beim Harnlassen

▪ Zubereitungen

Tee: Infus aus Blättern und Blüten

Die Wurzeln werden aufgrund des hohen Schleimgehalts bevorzugt als Kaltwasserauszug hergestellt, da hier die Schleimstoffe gelöst werden, nicht aber die Stärke (Verkleisterung).

Zum Gurgeln kann auch die Stärke dabei sein.

Bei Magen-Darm-Beschwerden, zum Gurgeln und Spülen bei Hals-, Rachenentzündungen wird der Tee ungesüßt getrunken.

Eibischtee, mit Honig gesüßt, ist ein gutes Hustenmittel bei chronischem Asthma, Staublunge oder Emphysem.

Kaltwasseransatz

Wurzel als Spülungen bei entzündeten Schleimhäuten, Magenschmerzen

2 TL Wurzel + ¼ Liter kaltem Wasser übergießen und ½ Stunde stehen lassen – hin und wieder umrühren, abseihen – auf Trinktemperatur erwärmen und schluckweise trinken

---

Hustentee

½ Tl Eibischblatt oder Wurzel mit 1 Tasse Wasser übergießen, 1–2 Std. unter häufgem Umrühren stehen lassen, abseihen, erwärmen und trinken. Bei Hustentees hat es sich bewährt, diese mit natürlichen Süßungsmitteln zu süßen, besonders geeignet ist der Honig.

> *Sirupus Althaeae* **(Pharm. Austriaca)**
>
> Eibischsirup, Brustsaft, Hederichsaft, Ringelrosensaft, Schneckensaft, Weisser Hustensaft, Weisser Lungenfuhl
>
> 20 Teile zerschnittene Eibischwurzel, 300 Teile kaltes destilliertes Wasser werden unter öfterem Umrühren zwei Stunden stehen gelassen, ohne auszupressen abgeseiht und in 250 Teile Seihflüssigkeit 400 Teile zerstoßener Zucker unter einmaligem Aufkochen gelöst.

Species Althaeae **(Austr.)**

- Eibischblatt	100,0
- Eibischwurzel	50,0
- Süßholzwurzel	25,0
- Malvenblüte	10,0

8.1.8 Wilde Malve, Käsepappel

Malva sylvestris L.
  Malva alcea L.
  Althaea rosea (L.) Cav – Stockrose
  Eibischgewächs

Die Wilde Malve (Abb. 8.4), besser als Käsepappel bekannt, ist der Signaturenlehre nach eine Venus-Mond-Pflanze. Sie wächst an Wegrändern, Wiesenrändern oder Zäunen, ist eine sehr genügsame Pflanze und sicherlich eine der bekanntesten, neben dem Eibisch, wenn es um Schleimhautentzündungen oder trockene Schleimhäute geht. Sie wird auch blaue Pappelblume oder Rossmalvenblüte genannt.

Die Stockrose mit ihren schönen, großen Blüten, hochstämmig und rauhaarig, wird vorwiegend in Bauerngärten kultiviert. Sie ist auch unter Baummalve, Pappelrose oder Stockmalve bekannt.

■ Vorkommen

Die Pflanzen sind in ganz Europa heimisch.

■ Verwendete Pflanzenteile

— Blüten – *Malvae flos*
— Blätter – *Malvae folium*

Die Blüten werden nach dem Aufblühen mit den Kelchen gesammelt und sorgfältig getrocknet, um die blaue Farbe möglichst zu erhalten. 5 Teile frische Blüten ergeben 1 Teil getrocknete.

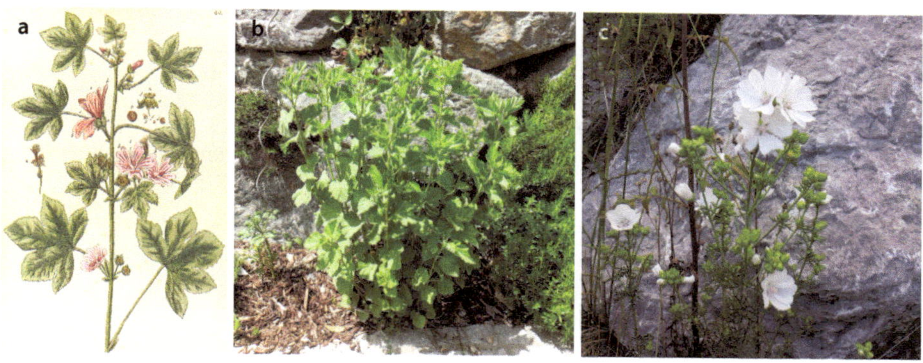

☑ Abb. 8.4   a, b Wilde Malve, Käsepappel. **c** Wilde Malvenblüte weiß

Die Blätter werden in den Sommermonaten von den blühenden Pflanzen geerntet und möglichst rasch getrocknet. 5–6 Teile frische Blätter ergeben 1 Teil getrocknete.

■ Inhaltsstoffe

Schleimstoffe v. a. Polysaccharide, Flavonoide v. a. 8-O-Glucoronide des Hypolaetins, Isoscutelareins und Gossypetin-3-O-glucosid, Flavonoidsulfate, Gerbstoffe, ätherisches Öl

In den Blüten wurden noch zusätzlich Anthocyane wie Malvin, Delphinidin und Spuren von Cumarinen gefunden

■ Wirkung

Entzündungshemmend, reizlindernd, heilend, schleimhautschützend, magenschützend

■ Einsatzgebiete

Schleimhautreizungen in Mund- und Rachenraum, Magen-Darm-Bereich, akute und chronische Gastritis, Magengeschwüre, Katarrhen der oberen Luftwege, trockener Husten, Erkältungskrankheiten, mildes Adstringens bei Angina oder Magen-Darm-Entzündungen, Halsentzündungen, Halsschmerzen, Koliken, Ruhr

Äußerlich zur Wundbehandlung in Form von Waschungen, Bädern oder Umschlägen

Die Stockrosen werden aufgrund ihres Gerbstoff- und Schleimgehaltes als Aufguß oder Abkochung (10–20:200) innerlich bei leichten Halsentzündungen als Gurgelwasser genutzt. Die farbstoffreichen Blütenblätter dienten in Weingegenden vielfach dazu, dem Rotwein eine dunklere Farbe zu geben.

■ Zubereitungen

Tee: etwas länger ziehen lassen (5–10 min), damit die Schleimstoffe gut ausgezogen werden, Gerbstoffe unterstützen die Wirkung noch

Langsam gurgeln bzw. Mund spülen

8.1.9 Kümmel

Carum carvi L.
Doldenblütler

Ein sehr bekanntes und viel eingesetztes Gewürz in der heutigen Küche ist der Kümmel (■ Abb. 8.5).

■ Vorkommen

Europa, Asien, Ägypten

■ Verwendete Pflanzenteile

Früchte – *Carvi fructus*

Die zur Reifezeit gesammelte Frucht wird getrocknet, gereinigt und gut verschlossen aufbewahrt.

■ Inhaltsstoffe

Ätherisches Öl mit Carvon, Limonen, Pinen, Sabinen, 3-Caren, Isomere des Dihydrocarvons, Dihydrocarveols, Carveols, fettes Öl, Proteine, Kohlenhydrate, Flavonoide wie Kämpferol- und Quercetin-Glykoside, Hydroxy- und Furanocumarine

■ Wirkung

Verdauungsunterstützend, entblähend, krampflösend, pilzfeindlich, gewürzhaft erwärmend, milchflussfördernd, unterstützt die Fettverdauung nach schweren Speisen

■ Einsatzgebiete

Verdauungsbeschwerden, Bauchkrämpfe, Völlegefühl, Blähungen, zu wenig Magensaft, schwache Verdauung, Blähungen und Koliken von Babys und Kindern, Verdauungskopfschmerzen, zur Förderung der Milchbildung von Stillenden

■ Zubereitungen

- Tee
- Tropfen

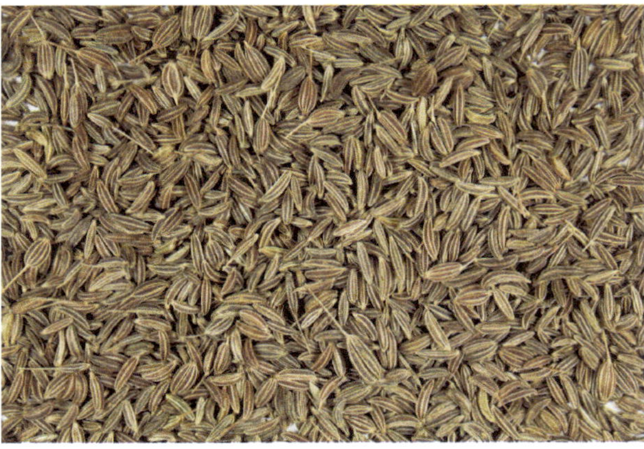

■ Abb. 8.5 Kümmelfrüchte

- Zäpfchen
- Blähungssalben
- Dragees

Aqua carminativa: Windwasser Ph. Austr.

- Florum Chamomillae Romanae	
- Corticis Fruct. Aurantii	
- Corticis Fruct. Citri	
- Foliorum Menthae crispae	
- Fructus Carvi	
- Fructus Coriandri	
- Fructus Foeniculi	aa 30,0
- Aquae	4000,0

24 Stunden mazerieren und dann 2000,0 abdestillieren

Species carminativae (Gall.)
- *Fructus Anisi*
- *Fructus Carvi*
- *Fructus Coriandri*
- *Fructus Foeniculi aa*

Magenpulver gegen Schwäche und Blähungen
- 15 g römischer Kümmel
- 8 g weißer Kümmel
- 2 g Galgant
- 8 g Muskatnuss
- 5,5 g Zimtrinde
- 30 g Süßholzwurzel
- 8 g weißer Zucker

zu feinem Pulver verreiben und abends vor dem Schlafengehen 2 g in warmen Wein einnehmen

8.2 Heilpflanzen für Leber und Galle

Die Leber ist in der Traditionellen Europäischen Medizin der Sitz der physischen Kraft. In ihr bildet und regeneriert sich unser Blut. Sie ist lebenswichtig für die Blutbildung und Blutbereitung und ist ein Energiespeicher unserer Lebenskraft. Aus ihr entspringt auch das Wachstum, die Reproduktion und die Kräfte der Venen. Von der Kraft der Leber sind beinahe alle Organe abhängig. Die Leber ist also auch essentiell für die Aufrechterhaltung unserer Gesundheit. Depressionen, Allergien, Diabetes, Gefäßverkalkungen, Burnout hängen oft mit einer Verstopfung der Gallengänge in der Leber zusammen. Viele Erkrankungen haben ihre Ursache oder werden begleitet von einer Leberschwäche, die schulmedizinisch nicht nachgewiesen werden kann.

Über unser Leber-Galle-System werden auf der körperlichen Ebene alle Emotionen verarbeitet. „Da kommt einem die Galle hoch!" oder „Ist dir etwas über die Leber gelaufen?" sind nur einige der bekannten Sprichwörter, die man kennt. Stress, Ärger, Aggressionen oder Autoaggressionen haben Auswirkungen auf diese Organe. Deshalb ist es ratsam, in besonders fordernden Zeiten, Leber und Galle zu unterstützen.

8.2.1 Enzian, gelber

***Gentiana lutea* L.**

Enziangewächs

Der Gelbe Enzian (◘ Abb. 8.6) gehört sicherlich zu den bekanntesten Bitterstoffpflanzen. Er ist auch unter den Namen Bitterwurz, Fieberwurz, Hochwurzel, Hirschwurzel, Alexiswurzel, Werlachwurzel oder Großer Enzian bekannt. Medizinisch genutzt wird nur der gelbe Enzian. Die blau blühenden Enziangewächse haben keine medizinische Bedeutung.

Im psychischen Bereich ist der Enzian etwas für Menschen, die leicht entmutigt sind, zweifelnd und skeptisch. Die Unsicherheit durch Mangel an Vertrauen und Glauben führt immer wieder zu belastenden Situationen, Entmutigung bis hin zu Verzweiflung. Der Enzian vermittelt die Fähigkeit und Gewissheit, Schwierigkeiten meistern zu können, Herausforderungen als Chancen zum Lernen und hinter allem einen tieferen Sinn zu sehen. Mit Mut und Überzeugung die Zweifel zu überwinden.

■ **Vorkommen**

Ganz Europa

■ **Verwendete Pflanzenteile**

Wurzel – *Gentianae radix*

Die Wurzeln werden im Frühjahr gesammelt, stärkere der Länge nach gespalten und getrocknet. Man sollte sie luftdicht abgeschlossen lagern, da sie Feuchtigkeit aus der Luft anziehen.

■ **Inhaltsstoffe**

Secoiridoid-Bitterstoffe wie Gentiopikrosid, Swertiamarin, Swerosid, Amarogentin, gelbe Farbstoffe als Xanthonderivate wie Gentisin, Isogentisin, Gentiosid, Kohlenhy-

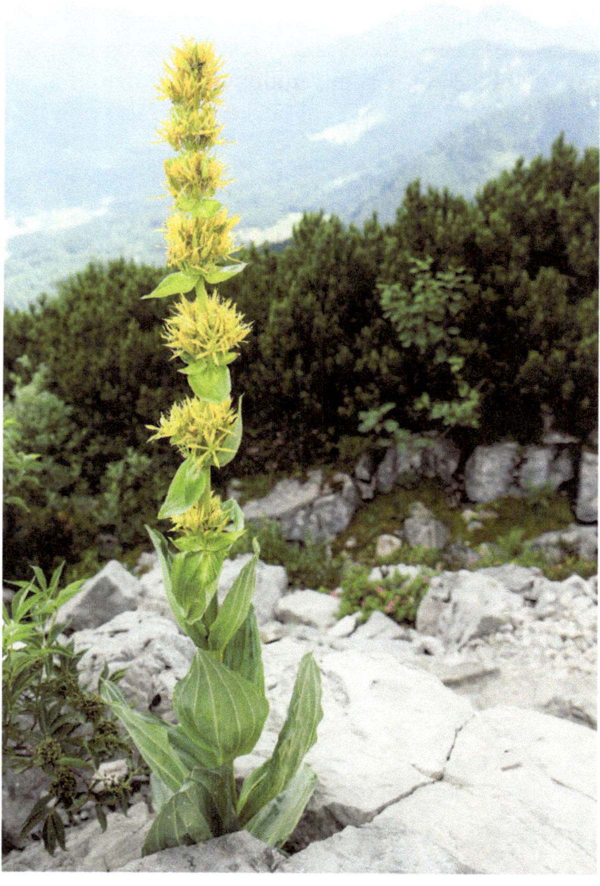

■ **Abb. 8.6** Gelber Enzian. (copyright piXuLariUm, Fotolia. com)

drate wie Glucose, Fructose, Saccharose, Gentiobiose, Gentianose, Pektine, weitere gelbildenden Stoffe, Alkaloide wie Gentianin, ätherisches Öl, Phytosterole

■ **Wirkung**

Tonisierend, stärkend, gibt Mut und Vertrauen, appetitanregend, fördert die Produktion der Verdauungssäfte, galleanregend, stimuliert die Freisetzung von Gastrin, zerteilend, die Feuchtigkeit verzehrend

Wirkt schon von der Mundschleimhaut aus auf den Magen – sollte bei der Einnahme kurze Zeit im Mund verbleiben

Cave: Bei empfindlichem Reizmagen mit Übersäuerung kann es zu einer Verstärkung der Beschwerden kommen!

■ **Einsatzgebiete**

Zweifel, Unsicherheit, Pessimismus, Skepsis, Mangel an Vertrauen zu sich selbst, Verdauungsbeschwerden, Völlegefühl, Blähungen, Appetitlosigkeit, Magenschwäche mit Durchfall, Muskelschwäche, Bleichsucht

■ Zubereitungen

— Tee: wenig getrocknete Wurzel mit 1 Tasse Wasser kalt ansetzen – aufkochen –
  5 min ziehen lassen oder direkt als Tee zubereiten, 30 min vor der Mahlzeit trinken
— Extrakte: mit Wasser verdünnt einnehmen
— Tinktur: 10 Tropfen auf Zucker oder mit Wasser verdünnt vor jeder Mahlzeit
  einnehmen
— Wein: morgens und abends 1 Löffel

8.2.2 Kardobenediktenkraut

***Cnicus benedictus* L., *Carduus benedictus* L.**
Korbblütler

Das Kardobenediktenkraut (■ Abb. 8.7) ist nahe verwandt mit der Distel. Es wird
auch Bitterdistelkraut, Spinnendistelkraut, Echte Heidedistel oder Distelkraut genannt.
In der Schulmedizin hat es beinahe keine Bedeutung mehr.

Das Kardobenediktenkraut hat einen Bitterwert von 1:1800

■ Vorkommen

Mittelmeerländern

■ Verwendete Pflanzenteile

Kraut – *Cnici benedicti herba*

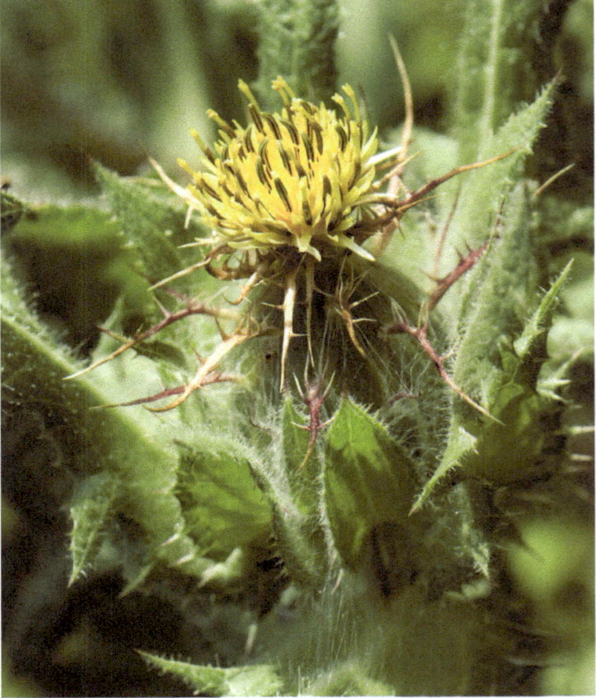

■ **Abb. 8.7** Kardobenediktenkraut. (copyright emer, Fotolia.com)

■ Wirkstoffe

Bitterstoffe wie Cnicin, Salonitenolid, Artemisiifolin, Trachelogenin, Arctingenin, Nor-Trachelosid, ätherisches Öl aus vorallem Terpenen wie p-Cymen, Fenchon, Citral, Phenylpropanverbindungen wie Zimtaldehyd oder Benzoesäure, Polyin, pentacyclische Triterpene, Flavonoide, Mineralstoffe wie Kalium- und Magnesiumverbindungen

■ Wirkung

Steigerung der Magensaftsekretion, milde Bitterstoffwirkung, magenstärkend, allgemein konstitutionsstärkend

■ Einsatzgebiete

Magen-, Gallemittel, bei Schwäche und Verschleimung des Magen-Darms und der Lunge, langwierige Leberleiden, Durchfall der von Schwäche herkommt, Wechselfieber, Gelbsucht, krebsartige Geschwüre

■ Zubereitungen

— Tee
— Tinktur: 10–30 Tropfen in ein Glas Wasser

Herba amarae: **Bittere Kräuter**
- *Herbae Cardui benedicti*
- *Herbae Absinthii*
- *Herbae Centaurii aa*

Cardobenedictenwein
Tausendguldenkraut, Wermut, weißer Andorn, Kardobenediktenkraut je 1 Handvoll
  bei Stein und Sodbrennen

Nerven's Magen-, Gift- und Fieberessenz
- Kardobenedikte, Wermut, Krauseminze, Tausendguldenkraut je 3 Finger voll
- Anis und Fenchel je 15 g
- Pulverisieren und mit 1 Liter Branntwein 10 Tage lang ansetzen
- Danach 16 g frische, kleingeschnittene Pomeranzenschalen, 30 g Zitronen-schalen, 8 g weißer Enzian

Nochmals 4 Tage digerieren, filtrieren
  Bei Fieber, Magenleiden und Vergiftungen morgens 60 Tropfen einnehmen

8.2.3 **Löwenzahn**

Taraxacum officinale L.
  Leontodon taraxacum L.
  Korbblütler
Der gelb blühende Löwenzahn (Abb. 8.8) begegnet uns auf beinahe allen Wiesen. Er ist eine starke Reparaturpflanze, die auch auf überdüngten Böden wächst. Als Bodenheiler hat er eine unglaublichen Vitalitätskraft. Er folgt den Menschen bis vor die Haustüre und heilt auch den „überdüngten" Menschen. Er ist ein Universalreiniger der Bauchorgane. Seine hohlen Stengel wirken als Antidyskratikum und können über die Lymphe sogar Schwermetalle ausleiten. Gerne eingesetzt wird die Heilpflanze in der Traditionellen Europäischen Medizin als Begleitmittel bei Myomen, Brustknoten, Brustkrebs, nach Operationen begleitend zu Lymphdrainagen Löwenzahnsalbe und Nussbaumknospen anzuwenden, ist empfehlenswert. Junge Löwenzahnblätter sind auch gute Carotinlieferanten. In Frühjahrskuren darf diese wichtige Heilpflanze nicht fehlen. Sie bringt im gesamten Bauchraum die Säfte zum Fließen, fördert die Funktion von Magen, Darm, Leber, Galle, Milz, reinigt die Bauchspeicheldrüse, fördert Erwässerung, Entschlackung, Entgiftung und wirkt Pestizidbelastungen entgegen. Der gesamte Stoffwechsel wird gefördert, unterstützt und beginnt wieder richtig zu arbeiten. Dadurch ist der Löwenzahn ein Basismittel bei langwierigen Krankheitsprozessen und Therapieblockaden. Er ist ein Umstimmungsmittel für den gesamten Körper und befreit ihn von Belastungen. Wichtige Organfunktionen werden wieder mobilisiert, was für die Heilungsprozesse sehr wichtig ist.

Im psychischen Bereich hilft der Löwenzahn Menschen, die in ihrer Begeisterung sich verausgaben. Durch die anhaltende Überforderung betreiben sie Raubbau an ihren körperlichen und psychischen Kräften, was zu unspezifischen Störungen mit verschiedensten Symptomen ohne organische Ursachen führen kann. Dies führt zu Verletzlichkeit und Empfindlichkeit.

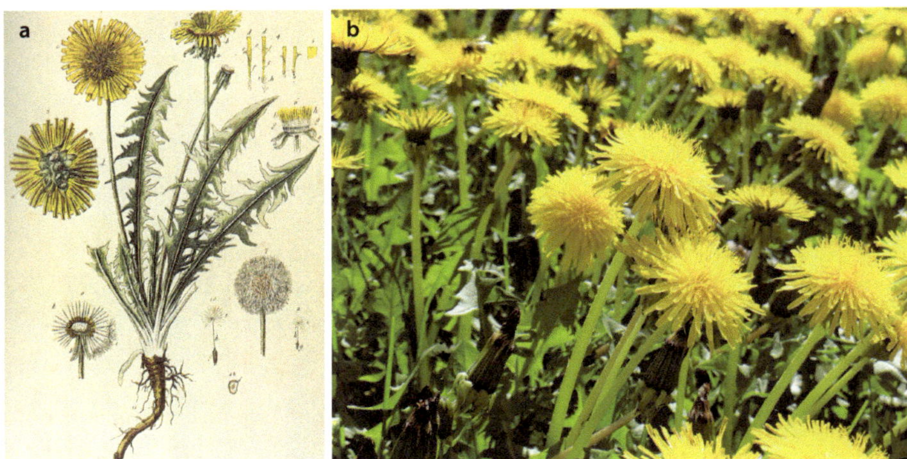

Abb. 8.8   **a** Löwenzahn, **b** Löwenzahnblüten

- **Vorkommen**

Weltweit

- **Verwendete Pflanzenteile**
- Kraut – *Taraxaci herba*
- Wurzel – *Taraxaci radix*

Die Wurzel muss im Frühjahr noch vor der Blüte gesammelt werden. Mit einem Wurzelstecher sticht man sie aus, spaltet sie und hängt sie zusammen mit dem Kraut (hauptsächlich die Blattrosette) zum Trocknen an einen luftigen Ort oder im Ofen bei Temperaturen nicht über 40 Grad.

- **Inhaltsstoffe**

Bitterstoffe wie Taraxacin, Eudesmanolide Tetrahydroridentin B, Taraxacolid-β-D-glucopyranosid, Germacranolide wie Taraxinsäure-β-D-glucopyranosid, sein 11β,13-Dihydroderivat, isomeres Ainsliosid, Guaianolide 11β,13-Dihydrolactucin, Ixarin D, Triterpene wie Taraxaserol und Acetate, Arnidiol, Faradiol, β-Amyrin, 3-Hydroxy-lup-18-en-21-on, Sterole Sitosterol, Stigmasterol, Carotinoide, Xanthophylle, phenolische Verbindungen wie Taraxacosid, γ-Butyrolactonglucosid, Flavonoide wie 7-O-Glucoside von Apigenin, Quercetin und Luteolin, Luteolin-7-O-rutinosid, -4′-O-glucosid, Isorhamnetin-3-O- und 3,7-Di-O-glucosid, Phenolcarbonsäuren Kaffeesäure, p-Cumar-, Ferula-, p-Hydroxybenzoe-, Protocatechu-, p-Hydroxyphenylessigsäure, Cichoriensäure, Monocaffeoylweinsäure, Chlorogensäure, Glykoside wie Dihydroconiferin, Syringin, Dihydrosyringin, Cumarine Scopoletin, Aesculetin, Cichoriin, Umbelliferon, Kohlenhydrate, Schleim, Fructose, Inulin, Kalium, Vitamin C, Kieselsäure

- **Wirkung**

Fördert die Funktion von Leber, Galle, Magen, Darm, Milz und Bauchspeicheldrüse, leberstärkend, appetit-, stoffwechselanregend, harntreibend, ausschwemmend, entschlackend, entgiftend, blutreinigend, harnsäureausscheidend, antirheumatisch, kräftigend, belebend, fördert die Durchblutung des Bindegewebes, macht die Augen hell, vertreibt alle Flecken aus den Augen

Der Löwenzahn wirkt auflösend und stärkend auf die Schleimhäute der Lungen, Leber, Darmkanal, Harnwege und hilft daher bei Stockungen und Verschleimungen des Bauchraums, des Pfortadersystems, bei Hämorrhoiden, Leberleiden, Leberstockungen, Gelbsucht, trägem Stuhl, Katarrhen, Verstopfungen des Unterleibs und der Harnwege, Wassersucht, Hautkrankheiten, hat eine positive Wirkung auf den Insulinhaushalt (Inulin in Wurzel) und ist strukturgebend für das Bindegewebe (Kieselsäure in Blättern). Innerlich leitet er Hitze bei allen hitzigen Krankheiten und Fiebern gut ab. Ist also auch eine sehr hilfreiche Pflanze für das cholerische Temperament.

- **Anwendungsgebiete**

Störungen des Gallenflusses, der Leber und des Pfortadersystems, Verdauungsbeschwerden, Stoffwechselblockaden, Frühjahrskur, Milzbeschwerden, Behandlung von Gicht, rheumatischen Beschwerden, Ekzeme, Hauterkrankungen, Wiederherstellung einer gestörten Leber-Galle-Funktion, Bauchspeicheldrüse, Diabetes, Störungen des Zellstoffwechsels, Gallen-, Blasen-, Nierenleiden, Harnruhr, Milzverstopfung, Milzentzündung, Wassersucht, Verdauungsschwäche, gichtige, rheumatische und stechende Schmerzen in Gliedern und Muskeln, heftiges Kopfweh, Ausschläge, Flechten, Geschwüre, Gallensteine, Lebermittel bei galligen Durchfällen und Wundheitsgefühl, atonische Schwäche von Magen-Darm-Kanal nach akuten Erkrankungen, nach gastrischen und galligen Fiebern, akuten Katarrhen, atonischem Schleimfluss des Darmkanals, Stockungen der Leber, in der Milz und Pfortader zusammenhängend mit Drüsenanschwellungen, Gelbsucht und Verstopfung im Unterleib, Hämorrhoiden, Hypochondrie, Blutbrechen, bei venösen Zuständen, Kräfteverfall infolge Bleichsucht und Gicht. Die auflösende Wirkung ist stärker als die tonische.

Das frische Kraut spielte früher eine wichtige Rolle als wesentlicher Bestandteil von Kräutersäften, die zur Zeit des größten Saftreichtums der Pflanzen bereitet und bei Unterleibsleiden aller Art als Frühlingskuren gebraucht wurden, auch manchmal in Kombination mit Schafgarbe und Kerbel.

■ **Zubereitungen**
- Tee
- Presssaft
- Tropfen
- Fluidextrakt
- Pulver
- Tabletten, Dragees, Kapseln in Kombination mit anderen Pflanzen
- Leberwickel

Beruhigende Tropfen bei Ärger und Stress
- Löwenzahn
- Lavendel
- Mariendistel
- Weißdorn
- Melisse

Die homöopathische Form *Taraxacum* wird bei Gallenblasenentzündungen, Reizgallenblase, Hepatitis, Gelbsucht, Gastritis, Pfortaderstauung, Reizblase und Nierenreizung eingesetzt. Das Mittel wirkt auf Leber, Galle, Niere, Magen, Darm. Die Symptome sind depressive reizbare Stimmung, Antriebslosigkeit, geistige und muskuläre Schwäche, Appetitlosigkeit, grauer Zungenbelag, dumpfer Leberschmerz, Blähungen, Widerwille gegen Fett mit Übelkeit, hartnäckige Verstopfung, später auch Durchfall, diffuse rheumatische Gliederschmerzen, erhöhte Urinausscheidung.

8.2.4 **Mariendistel**

Silybum marianum (L.) GAERTN., *Carduus marianus* L.
  Korbblütler

Die Mariendistel (Abb. 8.9) zählt zu den wichtigsten Heilpflanzen für die Leber, da sie im Stande ist neben den Rosmarinsprossen und dem Roggen, die Leberzellregeneration zu unterstützen und anzuregen. Sie ist eine Basispflanzen bei allen Leberleiden und wird auch schulmedizinisch empfohlen und eingesetzt. Im psychischen Bereich hilft sie Menschen, die sich sehr unter Druck setzen, in die Arbeit stürzen und durch die Überforderung aber ständig gereizt, grantig, aggressiv und unleidlich sind. Zigaretten, Alkohol, ungesundes, schnelles Essen und Medikamenteneinnahme führen zu einer inneren Belastung, Übergewicht, Bluthochdruck, hohen Cholesterinwerten, Verdauungsstörungen und andere Beschwerden. Hier kann eine kurmäßige Einnahme der Mariendistel im Frühjahr und Herbst über 3–6 Wochen helfen, den Körper, die Organe und die Psyche zu entlasten.

■ **Vorkommen**

Europa, Rußland, Kleinasien, Nord-, Südamerika, Südaustralien

■ **Verwendete Pflanzenteile**

═ Früchte – Cardui mariae fructus
═ Kraut – Cardui mariae herba

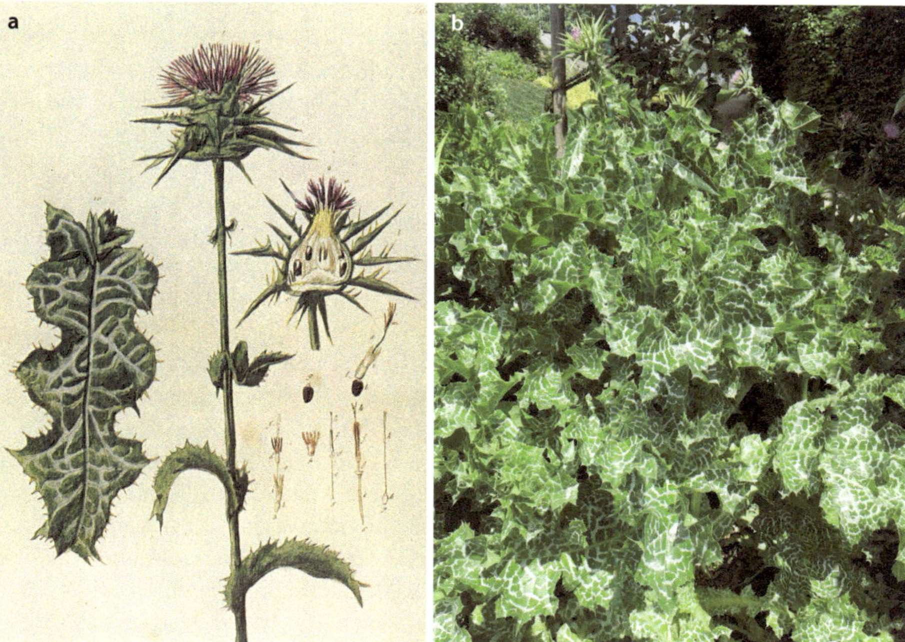

Abb. 8.9 **a** Mariendistel, **b** mit Blüte

■ **Inhaltsstoffe**

Samen: Silymarin, Silibin, Silybin A und B, Isosilybin A und B, Silibinin, Isosilibinin, Silychristin, Silydianin, Silandrin, Silimonin, Taxifolin, Quercetin, Dihydrokämpferol, Kämpferol, Apigenin, Naringin, Eriodyctiol, Chrysoeriol, 5,7-Dihydroxychromon, Dihydrodiconiferylalkohol, fettes Öl mit Linolsäure, Ölsäure, Palmitinsäure, Triglyceride, Tocopherol, Sterole, Cholesterol, Campesterol, Stigmasterol, Sitosterol, Eiweiß, Schleim

Kraut: Flavonoide wie Apigenin, sein 7-*O*-Glucosid, 7-*O*-Galactosid, 7-*O*-(2″-*O*-Rhamnosyl)galacturonid, 7-*O*-Glucoronid, und sein 6″-Ethylether, Kämpferol und sein 7-*O*-Glucosid, 7-*O*-Rhamnosid, 3-*O*-Rhmanosid-7-*O*-galacturonid und 3-Sulfat, Luteolin und sein 7-*O*-Glucosid, Sterole wie Sitosterol, Stigmasterol, Campesterol, Sterolglucoside sowie ψ-Taraxasterolacetat Polyacetylene, Fumarsäure, *N*-Acylphytosphingosine, Asperglaucid

■ **Wirkung**

Silymarin bzw. die aktive Form Siliginin:

− Stimuliert die Regenerationsfähigkeit der Leberzellen (stimuliert die Aktivität der RNA-Polymerase I im Zellkern und damit über die rRNA-Synthese die ribosomale Proteinsynthese der Leberzelle)
− Stabilisiert die Lipidstrukturen der Leberzellmembran
− Abfänger freier Radikale – antiperoxidative Eigenschaften
− Antifibrotisch – bei chronischen Lebererkrankungen mit Fibrosetendenz (Gewebeveränderung)

■ **Einsatzgebiete**

Vorbeugend und behandelnd bei toxisch-metabolischen Lebererkrankungen ausgelöst durch Alkohol, leberschädigende Arzneimittel, industrielle Gifte und Umweltgifte, viral bedingte Lebererkrankungen, Leberzirrhose, chronisch entzündliche Lebererkrankungen, Vergiftung durch Knollenblätterpilz (das sicherste Antidot Legalon SIL), Posthepatitissyndrom, Fettleber, Brustleiden

■ **Zubereitungen**

− Tee: 1 Teelöffel zerquetschte Mariendistelfrüchte + 1 Tasse heißes Wasser, ziehen lassen, abseihen. Am besten morgens nüchtern 1 Tasse Mariendistel-Tee, 30 min vor dem Mittagessen und abends vor dem Schlafengehen
− Tropfen: 20 Tropfen auf 1 Tasse Pfefferminztee, 3 × 1 Tasse täglich
− Monopräparate in Form von Kapseln, Granulaten, Tabletten, Dragees

Die homöopathische Form *Carduus marianus* wird bei Hepatitis, Darmverschluss, Cholecystopathie, Leberzirrhose, hepatische Pfortaderstauung, übermäßige Flüssigkeitsansammlungen in der Bauchhöhle, Hämorrhoiden, Varizen eingesetzt. Das Mittel hat einen Bezug zu Leber, Galle und Pfortaderkreislauf. Typische Symptome sind Übelkeit, Erbrechen, Leberkapselschmerz, Gallenkoliken, Durchfall wechselt mit Verstopfung, Stauungen im Pfortadergebiet und in den Venen des kleinen Beckens mit Neigung zu Hämorrhoiden und Varizen

Das bittere Kraut und die Wurzel in einer Abkochung werden zum Auflösen, Eröffnen, gegen Fieber, Wassersucht und Amenorrhoe angewendet.

8.2.5 Odermennig

Agrimonia eupatoria L.
Rosengewächs

Der Odermennig (Abb. 8.10) wird schulmedizinisch kaum verwendet, ist aber eines der besten Lebermittel zur Stärkung der Leber. Früher wurde er „König der Kräuter" genannt. Heute hat der Odermennig weitestgehend an Bedeutung verloren. Leider ist er auch nur mehr selten in der Natur anzutreffen. Seine goldgelben Blüten duften nach Marillen. Nicht verwechseln sollte man ihn mit der kleinen Königskerze.

Im psychischen Bereich hilft der Odermennig Menschen, die ihre Sorgen und Nöte hinter einer Fassade von Fröhlichkeit und Freundlichkeit verstecken. Konflikten gehen sie gerne aus dem Weg und greifen mitunter zu Alkohol oder Drogen.

Die Bach-Blüte Agrimony ist verbunden mit Konfrontationsfähigkeit und Freude. Menschen, die innerlich von Ängsten und Befürchtungen gequält werden, ihr Gesicht nach außen aber immer wahren möchte, sehr harmoniebedürftig und sensibel sind, Probleme verdrängen und nicht hinschauen, die sich in Ablenkungen flüchten, nach außen hin fröhlich, innerlich aber angespannt sind, hilft die Blüte zu innerer Balance, Unterscheidungsvermögen, innerer Freude und Offenheit. Vom inneren Pessimisten zum vertrauensvollen Optimisten, klugen Diplomaten und unermüdlichen Friedensstifter. Zuerst müssen sie aber Situationen objektiv zur Kenntnis nehmen und sich Konflikten stellen und innere Gegensätze in sich erkennen.

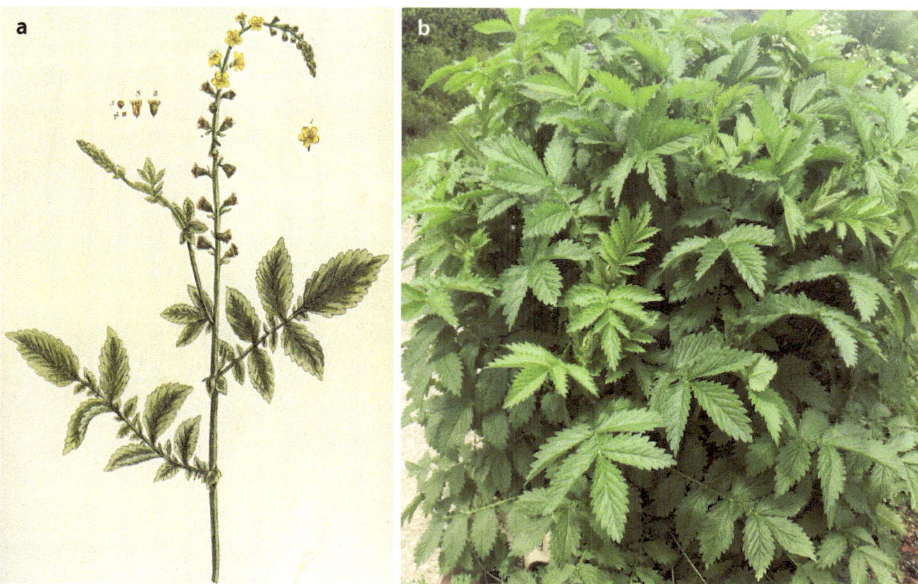

Abb. 8.10 **a, b** Odermennig

Der Odermennig verhilft auch zu Ruhe, was besonders bei hyperaktiven Kindern wohltuend sein kann.

■ **Vorkommen**
Europa

■ **Verwendete Pflanzenteile**
Blühendes Kraut – *Agrimoniae herba*

■ **Inhaltsstoffe**
Catechingerbstoffe, Ellagitannine, Gallotannine, Flavan-3-ole wie Catechin, Procyanidine, freie Phenolcarbonsäuren wie Protocatechusäure, Vanillinsäure, Flavonoide wie Luteolin-, Apigenin-, Quercetin- und Kämpferolglykoside, Triterpene wie Ursolsäure, ätherisches Öl, weitere Pflanzenstoffe

■ **Wirkung**
Fördert die innere Ruhe, das zur Ruhe kommen, antioxidativ, antiviral, antimikrobiell, blutzuckersenkend, HDL-Werte steigernd, entgiftend, giftbindend und entzündungshemmend, leitet Pestizide und Schwermetalle aus, leberwirksam, zusammenziehend

■ **Einsatzgebiete**
Leberpflanze, Stauungserscheinungen der Galle, Gallengrieß, Leber-, Milzbeschwerden, leichte Durchfälle, Hautentzündungen, Rheuma, Magenträgheit, Milz-, Leberleiden, seborrhoisches Ekzem

8.2.6 Tausendguldenkraut

***Centaurium erythraea* RAFN.**
Enziangewächs

Das Tausendguldenkraut (◘ Abb. 8.11) wächst recht unscheinbar meist auf moorigen Wiesen. In früheren Zeiten galt es als sehr wichtiges Heilkraut, was schon der Name besagt. Es wurde auch Fieberkraut, Erdgallenkraut, Christikreuzthee oder Rother Aurin genannt. In der Traditionellen Europäischen Medizin ist die Pflanze als Bitterstoffdroge noch heute von großer Bedeutung bei unstillbarem Erbrechen, als Bitterstoff-Lieferant und als stärkendes Magenmittel.

Es hat eine steife Wuchsform, die unteren Blätter bilden eine Blattrosette, der vierkantiger Stengel ist im oberen Teil verzweigt. Die Blüten sind klein, rosa bis fleischrot, selten weiß, die Blätter kreuzweise gegenständig.

Das Tausendguldenkraut gehört zu den stärksten Bitterstoffdrogen in der Pflanzenwelt. Alle Teile schmecken bitter. Ein wässriger Auszug ist in der Verdünnung 1:3500 noch bitter.

Die Bach-Blüte Centaury stärkt einen schwachen, eigenen Willen, Überreaktionen auf andere Wünsche und hilft, auch einmal Nein zu sagen. Menschen, die sich schlecht durchsetzen können, fügsam und deren Gutmütigkeit immer ausgenützt wird, weil sie es zulassen, werden leicht müde und ausgelaugt. Sie geben oft mehr, als sie haben und

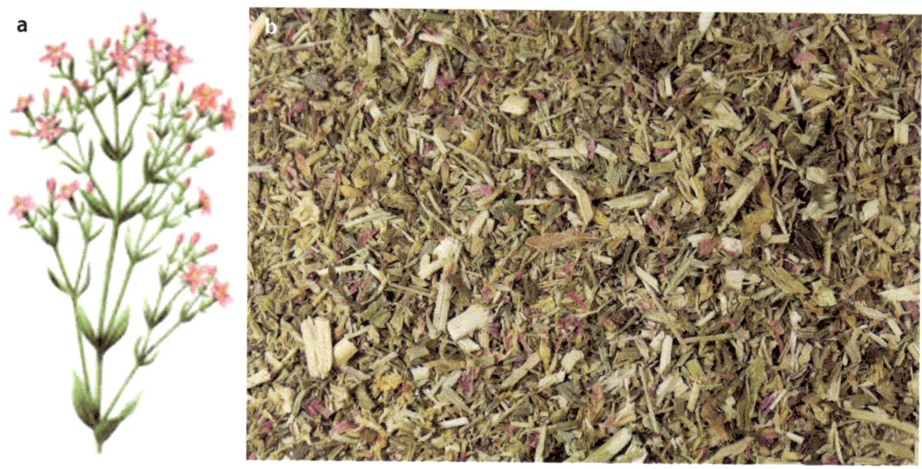

Abb. 8.11 **a, b** Tausendguldenkraut. (Copyright alois, Fotolia.com)

übersehen oft ihre eigenen Bedürfnisse und die eigene Aufgabe im Leben. Centaury hilft, bei sich zu bleiben, sich zu fragen, was will ich wirklich und für seine eigenen Bedürfnisse einzutreten.

■ **Vorkommen**

Europa, Nordamerika, Nordafrika, westliches Asien

■ **Verwendete Pflanzenteile**

Blühendes Kraut – *Centaurii herba*

Man sammelt das im Juli und August blühende Kraut und trocknet es, entweder in Bündeln oder man schneidet das frische Kraut und trocknet es an einem schattigen, luftigen Ort. 4 Teile frisches Kraut ergeben 1 Teil getrocknetes.

■ **Inhaltsstoffe**

Bitterstoffe Secoiridoidglykoside, Gentiopikrosid, Swerosid, Gentioflavosid, Swertiamarin, Centapikrin, Desacetylcentapikrin, Centaurosid, Erythaurin, Amarogentin, Gentiopikrin, Harze, Oleanolsäure, Flavonoide, Xanthonderivate wie Methylbellidifolin, Eustomin, Desmethyleustomin, Phenolcarbonsäuren wie p-Cumar-, Protocatechu- und Ferulasäure, Terephthalsäureester, Triterpene, Phytosterole, Alkaloide

Blüten und Stengel sind besonders reich an Bitterstoffen.

■ **Wirkung**

Tonisierend, appetitanregend, erhöht die Magensaftsekretion

Der Tee wirkt zusätzlich entzündungshemmend, schmerzstillend, fiebersenkend. Er leitet Gase ab, verbessert die Magensäfte und sorgt für eine Ableitung der überschüssigen Magensäure.

Die tonisierende Wirkung tritt erst nach längerer Einnahme auf, deshalb sollte es über längere Zeit eingenommen werden.

■ Einsatzgebiete

Amarum purum, Magenschwäche, mangelnde Magensaftsekretion, Magenbrennen, chronisch dyspeptische Zustände, fehlende Verdauungssäfte des Magens und Bauchspeicheldrüse, Blähungen, unstillbares Erbrechen, kalter, erschlaffter, müder Magen, Anorexia nervosa, nervöse Erschöpfung, Fiebermittel, Verschleimungen, Stockungen und Verstopfungen im Darmkanal, Leberverhärtung, Lungenverschleimung, Verdauungsschwäche durch Mangel an Gallebildung, Störungen im Blutlaufe, bei Blutwallungen und Blutmangel, Verhärtungen der Lunge nach Lungenentzündungen. Albertus Magnus beschreibt die Verwendung der Wurzel bei Gelb- und Lebersucht, kranker Milz, Fieber, Grimmen, kalten Magen und Würmer.

■ Zubereitungen

Tee: zur Appetitanregung, Anregung der Verdauungssäfte, bei schwachem Magen; bei unstillbarem Erbrechen vor jeder Mahlzeit 1 Tasse schluck- oder löffelweise lauwarm trinken

Extrakte: 3 × 10—15 Tropfen täglich in wenig Wasser verdünnt einnehmen

---

Tropfen bei Übelkeit durch Anspannung, Sorgen und Stress
- Tausendguldenkraut
- Kamille
- Ringelblume
- Fenchel
- Melisse

Erratum zu: Heilpflanzen für Nerven, Psyche und Schlaf

Erratum zu : A. Riffel, Heilpflanzen für Nerven, Psyche und Schlaf, ▶ https://doi.org/10.1007/978-3-662-60344-4

Durch ein Versehen während des Herstellungsprozesses wurde der Name der Buchautorin zunächst falsch publiziert.

Dies wurde nun korrigiert.

Die Online-Version des korrigierten Buches finden Sie unter

▶ https://doi.org/10.1007/978-3-662-60344-4

Die Online-Version des korrigierten Buches finden Sie unter
https://doi.org/10.1007/978-3-662-60344-4

Serviceteil

© Springer-Verlag GmbH Deutschland, ein Teil von Springer Nature 2020
A. Riffel, *Heilpflanzen für Nerven, Psyche und Schlaf*,
https://doi.org/10.1007/978-3-662-60344-4

Weiterführende Literatur

von Bingen H (2009) Heilkraft der Natur, Physica, 3. Aufl. Christiana, Schweiz

Blaschek W (2016) Wichtl – Teedrogen und Phyotpharmaka, 6. Aufl. Wissenschaftliche Verlagsgesellschaft, Stuttgart

DHU (1994) Homöopathisches Repetitorium. Deutsche Homöopathie-Union, Karlsruhe

Fintelmann V, Weiss RF (2009) Lehrbuch Phytotherapie, 12. Aufl. Hippokrates, Stuttgart

Fischer B, Hartwich C (1903) Hagers Handbuch der pharmaceutischen Paxis für Apotheker, Ärzte, Drogisten und Medicinalbeamte in 2 Bänden. Julius Springer, Berlin

Hertzka G (2003) Kleine Hildegard Hausapotheke. Christiana, Stein am Rhein

Hertzka G, Strehlow W (2005) Große Hildegard-Apotheke, 10. Aufl. Christiana, Stein am Rhein

Kaiser JH (1964) Das Neue Große Kneipp-Buch. Ehrenwirth, München

Prentner A (2017) Heilpflanzen der Traditionellen Europäischen Medizin. Springer, Mariazell

Prentner A (2010) Bewusstseinsverändernde Pflanzen von A–Z, 2. Aufl. Springer, Wien

Scheffer M (1999) Die Original Bach-Blüten Therapie. Irisiana, München

Steingassner M (2005) Gemmotherapie – Phytotherapie – Mineralientherapie. Wilhelm Maudrich, Wien/München/Bern

Vonarburg B (2010) Energetisierte Heilpflanzen. AT, München

Wabner D, Beier C (2009) Aromatherapie. Urban & Fischer, München

Weidinger H (2004) Kräuter für die Seele, Sonderausgabe für A&M Salzburg, 5. Aufl. Niederösterreichisches Pressehaus, St. Pölten/Wien, Copyright 1993

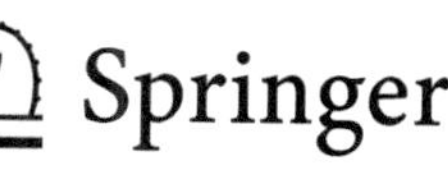

springer.co

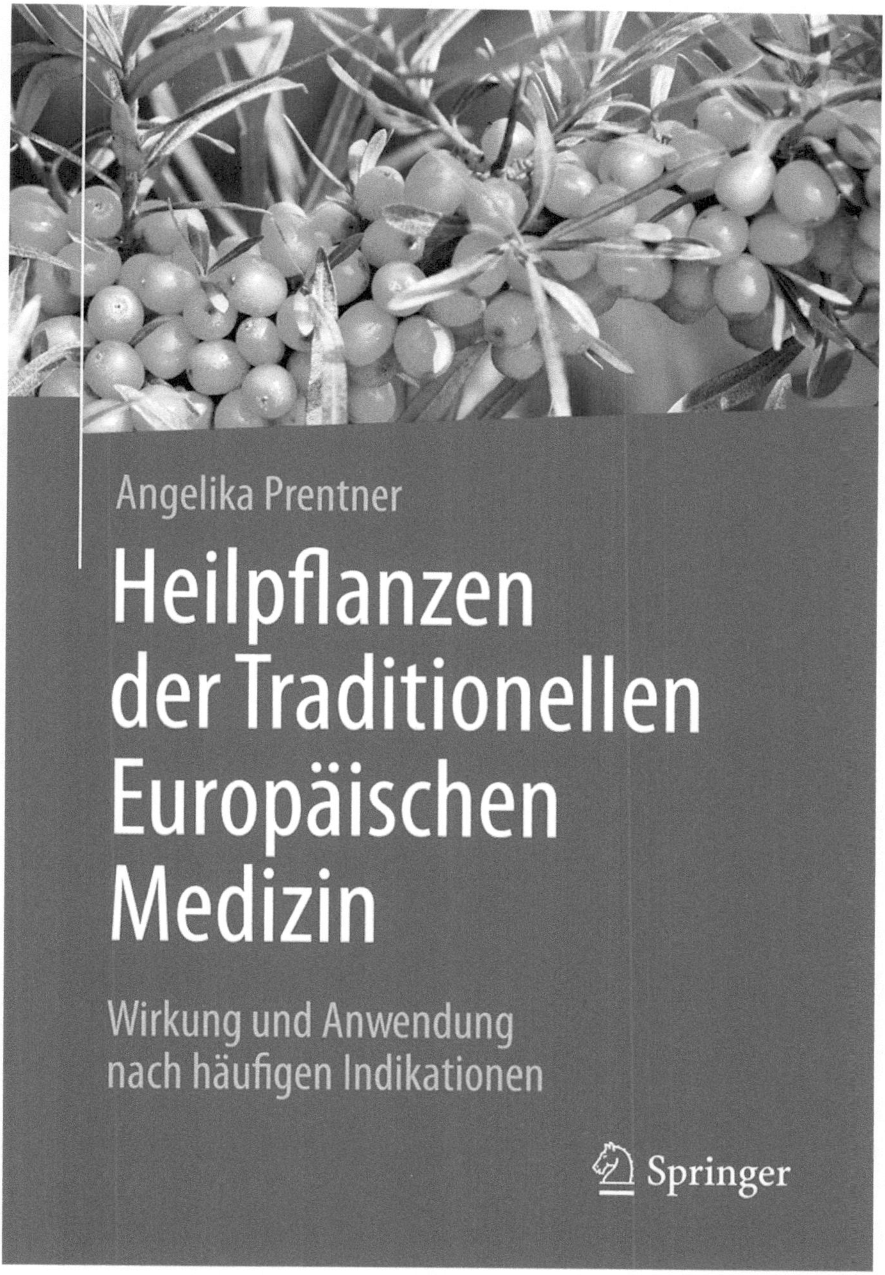